Umgang mit Sterbefasten

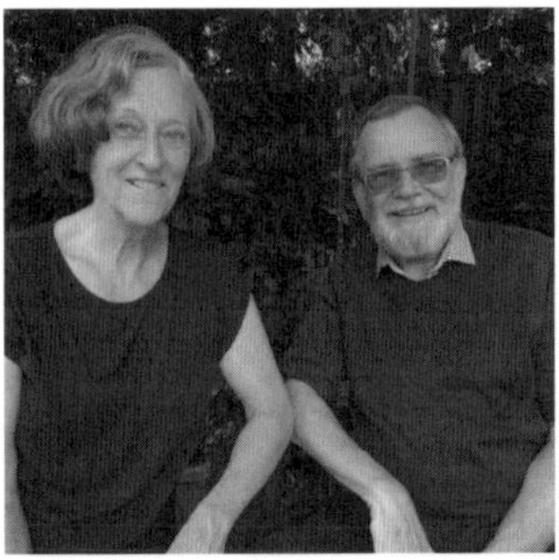

Christiane zur Nieden, geb. 1953, studierte Romanistik und Geschichte in Münster. Sie arbeitete jahrelang in einer Praxis für Allgemeinmedizin. Sie ist ehrenamtliche Sterbe- und Trauerbegleiterin, außerdem Heilpraktikerin für Psychotherapie und Beraterin für Kommunikation am Lebensende, Patientenverfügung und Vorsorgevollmacht. Gemeinsam mit ihrem Mann Hans-Christoph hält sie Vorträge und bietet Beratung für Kommunikation und Probleme am Lebensende an.

Hans-Christoph zur Nieden, geb. 1951, hat Philosophie, Germanistik und Sozialwissenschaften in Bochum und Humanmedizin in Marburg studiert. Seit 1987 arbeitete er als Arzt für Allgemeinmedizin und ließ sich zum qualifizierten Palliativarzt (QPA) weiterbilden. Bis 2011 war er in eigener Praxis tätig.

Christiane zur Nieden,
Hans-Christoph zur Nieden

Umgang mit Sterbefasten

Fälle aus der Praxis

Mit einem Geleitwort von Barbara Rütting

Mabuse-Verlag
Frankfurt am Main

Bibliografische Information der Deutschen Nationalbibliothek

Die Deutsche Nationalbibliothek verzeichnet diese Publikation in der Deutschen Nationalbibliografie; detaillierte bibliografische Angaben sind im Internet unter http://dnb.d-nb.de abrufbar.

Informationen zu unserem gesamten Programm, unseren AutorInnen und zum Verlag finden Sie unter: www.mabuse-verlag.de.

Wenn Sie unseren Newsletter zu aktuellen Neuerscheinungen und anderen Neuigkeiten abonnieren möchten, schicken Sie einfach eine E-Mail mit dem Vermerk „Newsletter" an: online@mabuse-verlag.de.

Deutscher Verlagspreis 19

2., korrigierte Auflage 2020

Kasseler Str. 1 a
60486 Frankfurt am Main
Tel.: 069 – 70 79 96-13
Fax: 069 – 70 41 52
verlag@mabuse-verlag.de
www.mabuse-verlag.de
www.facebook.com/mabuseverlag

Umschlagabbildung: Laura zur Nieden, Wiesbaden
Lektorat: Inga Westerteicher, Bielefeld
Satz und Gestaltung: Björn Bordon, MetaLexis, Niedernhausen

Druck: CPI books GmbH, Leck
ISBN: 978-3-86321-428-9
Printed in Germany

Dieses Buch ist Christa und Edith
und allen anderen gewidmet,
die uns ihre Geschichte anvertrauten,
und damit der Selbstbestimmung
jedes Einzelnen.
Euer Mut sei uns Vorbild!

Richte dein Streben dahin,
dass der Name des Todes
seinen Schrecken verliert.
Mach ihn dir
durch häufiges Nachdenken vertraut,
damit du,
wenn es die Umstände erfordern,
ihm sogar entgegengehen kannst!

Lucius Annaeus Seneca

Inhalt

Geleitwort

Was für ein tröstliches Buch! Christiane und Christoph zur Nieden, sie Sterbe- und Trauerbegleiterin, er Palliativmediziner, haben in ihrem neuen Buch „Umgang mit Sterbefasten“ 18 Fälle sterbefastender Menschen dokumentiert, die sie mit unerschöpflicher Geduld sehr liebevoll und dabei erfrischend nüchtern begleitet haben.

Wie die meisten der geschilderten Fälle empfinde auch ich die Aussicht, einmal Unterstützung und Begleitung beim Sterbefasten zu erhalten, sollte das Dasein total unerträglich geworden sein, als äußerst beruhigend. So ist wohl auch die Heiterkeit und geradezu gute Laune der Sterbefastenden zu erklären, über die von den sie Begleitenden oft berichtet wird. Das können der Ehepartner, die Kinder, eine Großfamilie, ein Freund oder eine Freundin oder ein Hospizteam sein.

Jeder Fall verläuft anders, ob es nun darum geht, nach wie vielen Tagen des Fastens der Tod eintritt – im Allgemeinen wohl innerhalb von 14 Tagen –, ob und wie stark auftretender Durst wahrgenommen wird, und manchmal, aber selten wird das Fasten auch abgebrochen.

Es wird so viel in der Öffentlichkeit diskutiert, dass jedes Sterben würdevoll sein sollte – „die Würde des Menschen ist unantastbar“. Was aber unter würdevoll zu verstehen ist, hat nicht der Staat zu entscheiden oder irgendeine Institution, sondern jeder einzelne Mensch für sich allein.

Besonders ergriffen hat mich der Fall von Edith. Weniger der Sterbeprozess an sich, sondern dass diese elf intensiven Tage, die Edith mit ihrer Tochter Susan verbringen durfte, offensichtlich die glücklichste Zeit war, auf die Mutter Edith in ihrem 88-jährigen, emotional eher kargen Leben zurückblicken konnte. Die beiden schafften es, viel Verdrängtes, aber auch Versäumtes in ihrer beider Leben aufzuarbeiten und zu bereinigen. Edith brachte es sogar fertig, ihrem Vater zu verzeihen. Der hatte sich statt eines Mädchens einen Stammhalter gewünscht und dem Leben der ungeliebten Tochter eine fatale Richtung gegeben – mit einem einzigen Satz: „Heul nicht, es interessiert niemanden, wie es dir geht!“

Diese Ablehnung durch den Vater hatte Ediths gesamtes Leben geprägt.

Nie hatte ihr jemand zugehört. „Wohl deshalb erzählt sie jetzt so viel“, meint die Tochter, „Sie erzählt und erzählt… sagt, dass sie weiß, dass sie bald nicht mehr erzählen kann und jetzt alles raus muss. […] Seit meine Mama vom Sterbefasten und damit von der Möglichkeit, ihr Leben selbstbestimmt zu beenden, gehört hat, geht es ihr mental richtig gut, denn sie hat Aussicht auf einen Ausweg.“

Am sechsten Fastentag notiert Christiane zur Nieden: „Edith ist zusammen mit Susan im Keller, um aufzuräumen. Jetzt sitzt Edith am Computer und spielt Skat. Ihre Kraft lässt allmählich nach. Der Besuch mittags erschöpft sie zusätzlich, sodass sie Mittagsschlaf hält. Sie ist gut gelaunt und genießt die Massage durch ihre Tochter.“

Und am siebten Fastentag: „Susan genießt ebenfalls die intensive Verbindung mit ihrer Mutter, die es in dieser Zeit des engen Zusammenhalts schafft, besonders herzlich und sogar körperlich mit ihr umzugehen. Ein liebevolles, zärtliches Verhalten, dass sich Tochter Susan sicherlich schon oft früher im alltäglichen Leben gewünscht hat. Susan notiert im Protokoll: ‚Für mich ist es schlimm, dass mir die Pflege *Spaß* macht. Es ist so schön, sie zu verwöhnen. Wenn es nach mir ginge, könnte das noch Wochen so weitergehen. Aber ich weiß ja, das genau will sie ja nicht.‘“

Am achten Tag notiert Christiane: „Im Laufe des achten Tages wird Edith immer wackeliger auf den Beinen, beklagt langsames Denken und immer quälender werdenden Durst. Edith stellt fest, dass den Mund auszuspülen ‚tausendmal besser ist, als kleine Schlückchen zu trinken‘. […] Abends erklärt Edith, dass ‚es noch drei Tage dauern wird‘, so steht es in Susans Aufzeichnungen. Sie spüre es, da sie immer schwächer würde. Drei Tage später ist Edith tot!“

Die beiden Autoren verheimlichen nicht, dass es beim Sterbefasten auch Probleme gibt. Manchen Sterbewilligen dauert es zu lange, sie können es nicht erwarten, dass der ersehnte Tod eintritt. Der häufigste Konflikt für die Begleitenden besteht darin, wenn Sterbewillige ihnen das Versprechen abgenommen haben, auf keinen Fall etwas zu trinken anzureichen, sollte in einer späteren Phase auch noch so sehr darum gebettelt werden.

Der Durst in einer bestimmten Phase des Sterbeprozesses ist den Berichten nach mal leichter, mal schwerer zu ertragen – aber, wie alle Begleiter bestätigen, das ist nichts verglichen mit den sich über Jahre hinziehenden Qualen, die z. B. meine eigene Mutter durchleiden musste. Ich habe damals in meiner Verzweiflung, ihr nicht helfen zu können, ein Gedicht geschrieben:

Meine Mutter

In Schaumgummi verpackt von Kopf bis Fuß so wund
schmerzverkrümmte Finger nicht mehr zu öffnen
meine Mutter.
Petersilie lallt ihr Mund ohne Gebiss
die Kinder kommen und wieder ist keine Petersilie im Haus!
Haben wir sie so ausgepowert
der Krieg oder einfach das Leben?
Es wird schon lügt der Arzt
wir stärken das Herz es wird schon!
Nichts wird.
Die Kehle ihr zudrücken das müsste ich
aber ich habe nicht den Mut.
Und muss zusehen
wie sie langsam krepiert
meine Mutter.

Wir fünf Geschwister haben unsere geliebte Mutter über Jahre von einem Arzt zum anderen geschleppt, zu uns nach Hause, von einem Krankenhaus ins andere, in der Hoffnung, ihr helfen zu können – aber als sie endlich gehen konnte, still und bescheiden, wie sie war, und dann doch überraschend, war niemand von uns Kindern bei ihr, um ihre Hand zu halten.

Für mich ist jedenfalls die Vorstellung, das Sterbefasten gegebenenfalls in Anspruch nehmen zu können, ungemein tröstlich, und ich werde alles daran setzen, dass ein Gesetz geschaffen wird, damit eine Begleitung durch Ärzte und Pflegepersonal straffrei ist.

Deshalb habe ich 2016 auf der Plattform change.org eine Petition für die Forderung eines solchen Gesetzes gestartet: „Gestorben wird Zuhause – Ja zum begleiteten Sterbefasten! Dafür brauchen wir ein Gesetz!“ (https://www.change.org/p/gestorben-wird-zuhause-ja-zum-sterbefasten) Ende Februar 2019 hatten bereits über 42.000 Menschen unterzeichnet, Privatpersonen wie auch Ärzte und Pflegepersonal.

Danke liebe Christiane und lieber Christoph für Euren Mut, dass Ihr das Thema mit all seinem Für und Wider aufgegriffen habt.

Barbara Rütting
Schauspielerin, Autorin, Politikerin und Friedensaktivistin

Einleitung

Susan: „Hilfe, hat jemand Erfahrung mit dem Thema ‚Sterbefasten‘? Meine Mama ist fest entschlossen, ab Montag mit dem Essen und Trinken aufzuhören. Weiß jemand etwas über dieses Thema oder hat sogar schon einmal jemanden dabei begleitet?“

Christiane zur Nieden: „Liebe Susan, ich habe das Buch ‚Sterbefasten‘ geschrieben, da meine Mutter mit 88 Jahren auch diesen Schritt gegangen ist, nichts mehr zu essen und zu trinken. Die 13 Tage, die unsere Familie sie im Sterben begleitet hat, waren ganz berührend und wertvoll für uns alle. Kennst Du das Buch? Ich schreibe dort viele Dinge, die Dir eventuell die Pflege erleichtern würden.
Ruf doch einfach mal an, vielleicht kann ich Dir ja schon etwas die Angst nehmen, es nicht schaffen zu können.
Liebe Grüße
Christiane zur Nieden“

Susan: „Ich weine aus Dankbarkeit über Deine Antwort auf meine Anfrage! Natürlich habe ich Dein Buch gelesen. Und meine Mama hat es richtig durchgearbeitet, mit Post-its und Markern. Dank Deines Buches kennen wir erst diesen Weg. Vorher hat meine Mama viele Möglichkeiten überlegt, die alle nicht sicher oder schmerzhaft oder verboten sind. Sie ist zuversichtlich, dass dies ihr Weg ist und dass sie es schafft. Die Ängste habe alle nur ich. Ich stehe voll hinter ihr, vermisse aber ärztliche Unterstützung und habe Angst, dass Zustände auftreten, denen ich nicht gewachsen bin. Wir wohnen in Mecklenburg, leider sehr weit weg von Euch. Ich rufe gern an! Sag Du bitte, wann es Dir passt.“

Dieser Dialog fand am Samstag, den 20. Januar 2018 statt und war die Kontaktaufnahme mit Susan in einem „Sterbebegleitungs-Forum“ in den sozialen Medien. Daraus entwickelte sich ein intensiver täglicher Austausch, der bis heute zu einer herzlichen Freundschaft geworden ist. Zwei Wochen lang waren mein Mann und ich telefonisch und per SMS eng an der Seite von Tochter Susan, die liebevoll ihre Mutter Edith, die fest zum Sterben entschlossen war, begleitete. Gerne erinnern wir uns auch noch an ein Telefonat, dass wir am vierten Tag des Sterbefastens mit Edith persönlich führen konnten, in dem sie sich bei uns herzlich für die Begleitung ihrer Tochter bedankt. Ebenso erlaubte sie uns, die Aufzeichnungen ihrer Tochter wie auch die kleinen Videosequenzen für unsere Arbeit nutzen zu dürfen, damit mehr Menschen über diese Möglichkeit des Sterbefastens aufgeklärt würden.

Wir werden in diesem Buch darüber hinaus Fälle vorstellen, in denen Familienangehörige und andere Zugehörige Sterbefastende begleitet haben. Das Spektrum reicht von der Begleitung durch einzelne Angehörige, z. B. die Ehefrau, bis hin zur Begleitung durch eine Großfamilie.

Bei all diesen Begleitungen haben sich die Angehörigen per Mail oder per Telefon an uns gewandt, meist mit der Bitte um praktische Hinweise. Diese Begleitungen fanden fast alle zu Hause statt. Jedoch gehen wir auch auf unsere Erfahrungen mit Begleitungen in Pflegeheimen und Hospizen ein. Einen kleinen Teil unserer Berichte widmen wir den Fällen, in denen Sterbefasten nicht ausgeführt bzw. abgebrochen wurde oder erst für die Zukunft angedacht ist.

Seit dem Erscheinen unseres Buches „Sterbefasten“ (2016) haben uns viele Menschen kontaktiert. Es kommen Dankesbriefe für die offene und einfühlsame Beschreibung des Für und Wider dieses selbstbestimmten Sterbens unserer Mutter. Als Kritikpunkt an unserem Buch wird die „zu ideale Konstellation: Schwiegersohn Palliativmediziner und Tochter Sterbebegleiterin“ angebracht. So kamen wir durch die häufigen Anrufe von Angehörigen Sterbefastender, Sterbefastenwilliger oder Sterbefastender auf die Idee, auch diese Fälle der Öffentlichkeit zugänglich zu machen, damit erkennbar wird, dass es nicht notwendig ist, einen medizinisch versierten Begleiter an der Seite zu haben, um diesen Sterbeprozess gut durchführen oder begleiten zu können.

Der Sterbeprozess des Sterbefastens ähnelt im Verlauf dem physiologischen Sterben. Es ist ein natürlicher Vorgang, bei dem eine biologische Kettenreaktion des Körpers mit ganz charakteristischen Zeichen und Stationen abläuft. Sterbefastende verweigern Essen und Trinken und dadurch trocknet der Körper allmählich aus. Durch das Fasten stellt sich nach und nach der Hungerstoffwechsel ein und es entsteht langsam eine Sauerstoffunterversorgung des Gehirns. Dadurch werden endogene Opiate gebildet, die Schmerzen lindern sowie beruhigend und stimmungsaufhellend wirken. Dieser Prozess lässt sich in drei Phasen gliedern:

1. Phase: völliges Bewusstsein
2. Phase: Schwächung und Eintrübung
3. Phase: Nierenversagen durch Dehydrierung

Letztendlich führt die Dehydrierung zum Tode.

Der folgende Kasten enthält eine Übersicht wichtiger Daten zum Sterbefasten meiner Mutter Jacqueline. Diese Übersicht findet sich am Anfang fast aller vorgestellten Begleitungen als Orientierungshilfe zu den Sterbefastenden.

Name: Jacqueline
Alter: 88 Jahre
Sterbeort: eigene Wohnung
Begleitung: durch Familie
Beweggründe: lebens- und leidenssatt, selbstständiges Leben immer eingeschränkter, multimorbid
Bekannte Erkrankungen: Zustand nach Hüftendoprothese beidseits vor 27 Jahren, chronisches Schmerzsyndrom, Hautkrebs, Zustand nach Teilamputation des linken Ohres
Vorbereitung: Gespräche in der Familie
Dauer des Sterbeprozesses: 13 Tage, von Anfang an bettlägerig
Hauptproblem: fehlende Absprache zu Beginn
Ärztliche Versorgung: Hausarzt (Schwiegersohn)
Pflegedienst: nicht angefordert
Bewertung des Sterbeprozesses: selbstbestimmt, wertvolle Zeit, wichtige Gespräche

Bewertungsskala:[1] 0 = schrecklichst vorstellbarer Tod;
9 = friedlichst vorstellbarer Tod
Bewertung durch Tochter: 9

Bei den vielen telefonischen Anfragen wird häufig um weitere Informationen, Vorträge und Seminare gebeten. Wir erhalten zudem Erfahrungsberichte von selbst erlebten Begleitungen bei Verzicht auf Nahrung und Flüssigkeit am Lebensende. So hat sich im Laufe der letzten zweieinhalb Jahre bei uns eine Art „Kummerkastenanlaufstelle" für Begleiter von Sterbefastenden und Sterbefastende etabliert. Wir werden in vielen Fällen um Rat und praktische Tipps gebeten, häufig im Bereich der Mundpflege und der palliativen Symptomkontrolle. Das Feedback, das wir auf unsere oft nur einmaligen Telefongespräche bekommen, ist durchweg positiv und zeigt uns bis heute, dass es unbedingt notwendig ist, eine offizielle „Ansprechstelle für Probleme oder Fragen beim Sterbefasten" einzurichten, damit die Angehörigen ihre schwere Aufgabe gut ausführen können.

Uns ist es ein großes Anliegen, den Menschen, die sich zu einer Begleitung Sterbefastenwilliger bereit erklären, Hilfe, Beratung zum Für und Wider oder Zuspruch zukommen zu lassen. So hilft manchen Begleitern schon ein einzelnes Telefonat und die Gewissheit, im Notfall eine Anlaufstelle zu haben, wo sie ihren Kummer oder ihre Sorgen ansprechen können, ohne moralischem Druck ausgesetzt zu sein. Allein dieses Wissen vermittelt die notwendige Sicherheit, um die gesamte Begleitung des Sterbeprozesses dann doch alleine zu meistern.

Die Behauptung aus Kreisen der Palliativversorgung (vgl. Feichtner/Weixler/Birklbauer 2018, Seite 109), dass eine Begleitung

---

1 Die Bewertungsskala stützt sich auf eine amerikanische Studie in Oregon, bei der Pflegekräfte befragt wurden, wie sie rückblickend den Sterbeverlauf von sterbefastenden Patienten auf einer Skala von 0 als schrecklichst vorstellbarer Tod bis 9 als friedlichst vorstellbarer Tod beurteilen (vgl. Ganzini et al. 2003, Seite 359–365).

nur mit aufwendiger pflegerischer und ärztlicher Betreuung möglich sei, hat sich bei unseren hier vorliegenden Fällen nicht bestätigt. Vielmehr ist uns deutlich geworden, dass eine allein auf familiären Kräften beruhende Begleitung gut gelingen kann, wenn im Hintergrund eine Austauschmöglichkeit besteht. Die hausärztliche Rolle beim Sterbefasten scheint zwar hilfreich zu sein[2], erfolgte aber bei unseren Fällen eher aus dem Hintergrund heraus. So war z. B. in einem Fall ein Arzt ständiger Ansprechpartner in seiner Praxis, ohne jemals einen Hausbesuch gemacht zu haben.

Wir wollen auch kurz mit einem Beispiel auf die Problematik des Sterbefastenwunsches bei demenziell erkrankten Menschen eingehen. Im Anfangsstadium der Erkrankung ist es unter Umständen noch zu bewerkstelligen, seinem Leben durch Sterbefasten ein Ende zu setzen, bevor der Erkrankte immer wieder vergisst, dass er nicht essen und nicht trinken will. Im fortgeschrittenen Stadium ist es jedoch unmöglich, einen bewussten freiwilligen Verzicht auf Nahrung und Flüssigkeit durchzuführen und durchzuhalten. Jedoch gilt es gerade bei dieser Krankheit, eine besonders gute Vorsorge (Patientenverfügung, Vorsorgevollmacht) auf den Weg zu bringen, damit im fortgeschrittenen Prozess der Erkrankung die eigenen Wünsche und Vorstellungen auch in die Tat umgesetzt werden und einer Übertherapie am Lebensende nicht Tür und Tor geöffnet wird. Hier gilt es, sich schon frühzeitig zu informieren, um sich eine persönliche Meinung bilden zu können. Nur so lässt sich Vorsorge betreiben, soweit diese überhaupt möglich ist.

Es gibt jedoch auch Fälle, in denen wir bedauerlicherweise mit unseren Ratschlägen nicht weiterhelfen können. Das sind die psychisch Kranken. Bei manchen Telefonaten stellt sich uns die Frage, ob beim Anrufer eine seelische Erkrankung vorliegt und dessen Freiverantwortlichkeit hinterfragt werden muss. In anderen Fällen machen uns die Anrufer ganz offen darauf aufmerksam, dass sie psychisch erkrankt sind. Es sind in der Regel verzweifelte Menschen, die meist schon eine jahrzehntelange Odyssee durch verschiedene

2 In einer niederländischen Studie waren Hausärzte nur in 62 % der Sterbefastenfälle involviert (vgl. Bolt et al. 2015, Seite 421–428).

psychiatrische Kliniken mit Zwangsaufenthalten hinter sich haben. Meist sind wir ganz betroffen von der mit großer Offenheit und abgrundtiefer Verzweiflung geschilderten Krankengeschichte. Es handelt sich bei diesen Anrufern um Menschen mit Sterbewunsch aus einer völligen Verzweiflung heraus, einer Lebens-, Therapie- und Psychiatrieüberdrüssigkeit mit dem einzigen Wunsch nach Beendigung des für sie nicht mehr ertragbaren Lebens. Auch wenn wir nur schwer Rat geben konnten, war es uns besonders wichtig, gerade diesen Menschen wenigstens ein offenes Ohr und Zeit zu schenken. Psychisch erkrankte Menschen mit Sterbewunsch haben in unserer Gesellschaft keinerlei Lobby, sodass ihnen meist nur aushalten oder ein heimlicher Suizid als „Lösung“ bleiben.

1 Begleitung der Begleiter

Am 6. November 2015 verabschiedete der Bundestag das Gesetz § 217 StGB, das die „geschäftsmäßige Förderung der Selbsttötung" unter Strafe stellt. Der Gesetzestext lautet exakt:

> „(1) Wer in der Absicht, die Selbsttötung eines anderen zu fördern, diesem hierzu geschäftsmäßig die Gelegenheit gewährt, verschafft oder vermittelt, wird mit Freiheitsstrafe bis zu drei Jahren oder mit Geldstrafe bestraft.
> (2) Als Teilnehmer bleibt straffrei, wer selbst nicht geschäftsmäßig handelt und entweder Angehöriger des in Absatz 1 genannten anderen ist oder diesem nahesteht."[3]

Auch wenn die Regelungen im § 217 kurz und knapp formuliert sind, bereiten sie uns und sicherlich auch anderen Nichtjuristen und Juristen in ihrer Tragweite große Probleme. So meint z. B. der Medizinrechtler Oliver Tolmein, dass das Zulassen von Sterbefasten keine Beihilfe zum Suizid sei:

> „Unabhängig davon, ob man Sterbefasten als Suizid versteht oder als Handlung sui generis [eine eigene Handlungsweise, Anm. d. Autoren], bringt das Zulassen des Sterbefastens oder auch die irgendwann erforderlich werdende Basisversorgung niemanden in die Bredouille.
> Es wird hier nämlich nicht Beihilfe zum Suizid geleistet [...]. Es ist keineswegs geboten, einen Menschen, der sich zu Tode hungern will, gegen seinen Willen zu ernähren. Solange der oder die Betroffene aus freiem Willen handelt." (Tolmein 2016, Seite 16)

Die Probleme und Unsicherheiten in Bezug auf eine mögliche Strafverfolgung aufgrund des neuen Paragrafen beziehen sich vor allem auf die Arbeit von Haus- und Palliativärzten, die „geschäftsmäßig"

---

3 https://www.gesetze-im-internet.de/stgb/__217.html (Stand: 18.01.19)

(auf Wiederholung angelegt) arbeiten, und die mehrfach (daher auch „geschäftsmäßig") Begleitenden von Sterbefastenden, z. B. Hospizbegleiter.

Wenn sich jedoch ein Sterbewilliger freiwillig, selbstbestimmt und selbstverantwortlich zum Sterbefasten entscheidet, dann kann er von seinem Angehörigen straffrei begleitet werden.

Hilfreich finden wir in diesem Zusammenhang eine Erläuterung aus den Bekanntmachungen des Deutschen Ärzteblatts, die aufzeigt, was als nicht freiverantwortlich gilt:

> „Ein Suizid ist nach der Rechtsprechung nicht freiverantwortlich, wenn dem Suizidenten die Einsichts- und Urteilsfähigkeit fehlt, um die Tragweite und Bedeutung seines Entschlusses zu erkennen oder die Fähigkeit abzuwägen und sich nach seiner Einsicht zu richten (z. B. aufgrund von Alter, Krankheit, psychischer Störung oder Alkohol- bzw. Drogeneinfluss). Er ist ebenfalls nicht freiverantwortlich, wenn der Entschluss zur Selbsttötung auf Zwang, Drohung oder Täuschung beruht, es an einer tiefen Reflexion über den eigenen Todeswunsch fehlt oder der Entschluss nicht von innerer Festigkeit und Zielstrebigkeit getragen ist." (Bundesärztekammer 2017, Seite C 286)

Es entbehrt nicht einer gewissen Ironie, dass Angehörige als meist absolute Laien in dieser Begleitung sterbenswilliger Menschen ausdrücklich straffrei gestellt werden, während professionelle Begleiter wegen der „Geschäftsmäßigkeit" ihres Handelns beim Sterbefasten mit Strafe bedroht sind. Bei uns erweckt das den Verdacht, dass auf diese Weise vom Gesetzgeber intendiert wird, durch die Hintertür suizidale Handlungsweisen am Lebensende zu erschweren bzw. zu verhindern. So bleiben trotz oder gerade wegen des neuen Gesetzes viele Unsicherheiten, die vermutlich nicht nur Sterbewillige, sondern auch Ärzte, Betreuer und Berater abschrecken werden – sicherlich auch sollen!

Daraus folgt, dass Susan ihre Mutter auf jeden Fall begleiten durfte, ohne rechtliche, strafbare Konsequenzen fürchten zu müssen. Ist nun die Begleitung einer straffreien Begleitung ebenfalls erlaubt? Für uns steht außer Frage, dass dieses mit Ja beantwortet werden muss, und wir stützen uns dabei auch auf Aussagen aus der Hospizbewegung.

So formuliert Roland Hanke, leitender Palliativmediziner des Palliativ-Care-Teams Fürth, dass „eine Beratung zum FVNF (Freiwilliger Verzicht auf Nahrung und Flüssigkeit) nicht nur erlaubt, sondern geradezu gefordert“ (Hanke 2016, Seite 21) sei.

Diesem Gebot sind wir bei unseren Begleitungen gefolgt und möchten diese Erfahrungen im Umgang mit Sterbefasten bzw. dem „freiwilligen Verzicht auf Nahrung und Flüssigkeit“ allen Interessierten mitteilen.

1.1 Übersicht über vorgestellte Begleitungen

Mit dieser Übersicht möchten wir allen Lesern Gelegenheit geben, sich bereits vor dem Einstieg in die Lektüre zu orientieren. Vielleicht besteht bei dem einen oder anderen der dringende Wunsch, zuerst einen Fall zu lesen, der dem eigenen ähnelt.

Seite	Name	Jahr	Alter	Dauer/Tage
25	Edith	2018	89	11
58	Johanna	2018	92	12
70	Detlev	2017	84	37
88	Irmgard	2017	85	8
95	Paul	2017	85	11
103	Erna	2018	95	13
107	Anna	2010	82	8
111	Agnes	2018	89	18
118	Jakob	2018	89	30
121	Helga	2018	89	10
125	Christa	2018	54	9
135	Elfriede	2017	85	Suizid durch Tabletten
137	Martha	2014	70	Abbruch 6. Tag
140	Paula	2016	80	Abbruch
145	Walter	2018	82	Abbruch
151	Karl	2017	55	Abbruch
159	Rudolf	2018	83	geplant
167	Ingrid	2018	78	geplant

Ort	Begleiter	Arzt	Pflege	Krankheit
zu Hause	Tochter	ja	ja	multimorbid
zu Hause	Tochter	ja	nein	multimorbid
zu Hause	Ehefrau	ja	nein	Apoplex
zu Hause	Familie	ja	ja	multimorbid
zu Hause	Familie	ja	ja	multimorbid
zu Hause	Tochter	ja	nein	multimorbid
zu Hause	keiner	ja	nein	multimorbid
Heim	Familie	ja	ja	PaVk
Heim	Pflegeteam	ja	ja	COPD
Heim	Pflegeteam	ja	ja	Tumor
Hospiz	Familie	ja	ja	MSA
zu Hause	keiner	nein	nein	Magen Ca
zu Hause	Ehemann	nein	ja	Depression
zu Hause	keiner	nein	nein	multimorbid
Heim	Freunde	ja	ja	Demenz
zu Hause	Familie	ja	nein	Zwangsstörung
zu Hause	Familie	ja	?	Prostata Ca
zu Hause	Keiner	?	?	Mamma Ca

2 Erfahrungsberichte über durchgeführte Begleitungen zu Hause

2.1 Begleitung von Edith durch ihre Tochter Susan: „Hut ab vor dieser Frau!"

Name: Edith
Alter: 88 Jahre
Sterbeort: alleine lebend in einem Appartement in betreutem Wohnen
Begleitung: durch die ständig anwesende Tochter, Pflegedienst
Beweggründe: lebens- und leidenssatt, multimorbide, zunehmende Einschränkungen der inneren und äußeren Mobilität
Bekannte Erkrankungen: Restless Legs (Krankheit der rastlosen Beine), komplexes regionales Schmerzsyndrom am rechten Ellenbogen (Morbus Sudeck), koronare Herzerkrankung, Zustand nach Dickdarmkrebs, Makuladegeneration beider Augen (mit allmählicher Erblindung), Zustand nach geplatztem Hirnaneurysma (1966)
Vorbereitung: Lektüre von Büchern: „Sterbefasten" (zur Nieden 2016), „Ausweg am Lebensende" (Chabot/Walther 2017), „Über das Sterben" (Borasio 2011)
Dauer des Sterbeprozesses: elf Tage, die letzten zweieinhalb Tage bettlägerig
Hauptproblem: Durst – erst ab dem fünften Tag als quälend empfunden; Restless Legs – heftiger Unruhezustand für zwei bis drei Stunden am neunten Tag
Ärztliche Versorgung: Hausarzt hält sich im Hintergrund, nur ein Hausbesuch, zeitnahe Bereitstellung und Verordnung der Medikamente

Pflegedienst: anfängliche Bedenken der Pflegedienstleitung, danach gute Pflege durch zwei wohlwollende Pflegekräfte
Bewertung des Sterbeprozesses: selbstbestimmt, atmosphärisch gut, viele wunderbare Gespräche
Bewertungsskala: 0 = schrecklichst vorstellbarer Tod; 9 = friedlichst vorstellbarer Tod
Bewertung durch Tochter: 9

Edith wird 1929 in Düren unter keinen guten Vorzeichen geboren, denn ihr Vater ist maßlos enttäuscht, dass seine Frau ihm nur ein Mädchen und keinen Stammhalter geboren hat. Diese Enttäuschung lässt er sein Kind bis zu seinem Tode durch fortwährendes Ignorieren oder „Kleinmachen" spüren: „Heul nicht, es interessiert niemanden, wie es dir geht!" Im Alter von fünf Jahren verstärkt sich dieser Leidensdruck bei Edith, als ihr Bruder Alfred geboren wird. Die liebevolle Zuwendung des Vaters zum innig ersehnten Stammhalter lässt Edith noch schmerzlicher die Entbehrungen ihrerseits spüren. Diese Ablehnung durch den Vater prägt das gesamte Leben von Edith. Sie kann nach außen keine Gefühle zulassen und zeigen, wirkt dadurch hart und kühl und erzählt nur lächelnd von ihren körperlichen Beschwerden. Sie ist es von klein auf gewöhnt, selbst zu entscheiden und für sich zu sorgen, da es sonst niemand tut. Sie legt viel Wert auf Eigenständigkeit, Selbstverantwortung und Unabhängigkeit. Das wiederum erfordert, dass sich Edith über alle Dinge gut informiert, viel liest und auch im Internet alle Fragen „ergoogelt", um eigenständig Entscheidungen fällen zu können.

Edith ist für Ärzte nicht immer die angenehmste Patientin, da sie sich vor jedem Arztbesuch über jede Erkrankung im Internet oder in Büchern informiert, um sich eine eigene Meinung bilden zu können. Und sie hat viele und schwere Erkrankungen!

Edith lernt Schneiderin und entwirft nebenbei viele Anziehmodelle für Papieranziehpuppen. Sie ist fingerfertig und bastelt für ihr Leben gern. Später erlernt sie noch den Beruf der Köchin und arbeitet (damals in der DDR) als Soldatin in der Armeeküche. Edith heiratet und bekommt zwei Kinder. 1966, Tochter Susan ist erst ein

Jahr alt, ihre Schwester vier, platzt bei Edith ein Aneurysma im Kopf und macht eine Operation nötig. Die Kinder werden in der Krankenhaus- und Rehazeit von der Oma betreut. Edith ist nach diesem operativen Eingriff nicht mehr voll arbeitsfähig. Dazu kommt, dass sie im Laufe der Jahre immer stärker unter Restless Legs (rastlose, schmerzhafte Beine) leidet, was nur durch die Einnahme eines Parkinsonmittels erträglich wird. 2006 muss sie sich einer Darmoperation aufgrund von Darmkrebs unterziehen, kurz darauf erleidet sie einen Herzinfarkt. Ein Trümmerbruch des Ellenbogens wird durch neun Operationen innerhalb eines Vierteljahres stabilisiert, führt aber zu Morbus Sudeck (komplexes regionales Schmerzsyndrom), einer neurologisch-orthopädisch-traumatologischen Erkrankungen mit heftigen Schmerzen und Bewegungseinschränkungen.

Wegen dieser Erkrankungen muss Edith täglich etwa 16 Tabletten einnehmen, darunter auch hoch dosiertes Morphium, was wiederum zu körperlichem und seelischem Leiden durch die Interaktionen der verschiedenen starken Medikamente führt, sodass sich Edith plötzlich zum Entzug von Morphium in der Alterspsychiatrie wiederfindet (stationäre Entzugsbehandlung bei iatrogener, d. h. ärztlich verursachter Sucht durch zu hohe Morphiumverschreibung ohne ganzheitliche Kontrolle aller eingenommenen Medikamente). Es würde zu weit führen, die anderen Erkrankungen aufzuführen. Fest steht nur, dass Edith allmählich die Lust am Leben verliert, da sie – trotz mittlerweile betreutem Wohnen – kaum noch alleine zurechtkommt und unter zunehmender Einsamkeit und einem Gefühl der Isolation leidet. Zwar schaut der Pflegedienst dreimal am Tag nach ihr und auch ihre Tochter kommt des Öfteren mit gewünschten Einkäufen vorbei, jedoch kann sie zu vielen Veranstaltungen und Unternehmungen nicht mehr mitgehen, da sie durch die beidseitige Makuladegeneration, eine fortschreitende Erkrankung der Netzhaut, die bis zur Erblindung führen kann, und die beidseitige Schwerhörigkeit kaum noch an Unterhaltungen teilnehmen kann. So fühlt sie sich trotz bestehender Gemeinschaft und sozialen Unternehmungsangeboten immer isolierter.

Edith verliert immer mehr ihren Lebenswillen und begibt sich etwa zwei Jahre vor ihrem Tod im Internet auf die Suche nach Möglichkeiten, wie sie ihr Leben selbst beenden könnte. Die Schweiz kommt für sie nicht infrage, weil sie nicht weiß, wie sie eine Reise dorthin körperlich bewältigen sollte. Mit ihrer Tochter forscht sie über längere Zeit im Internet, bis sie auf das Wort „Sterbefasten" stoßen. Edith besorgt sich unser Buch „Sterbefasten" (2016), „Ausweg am Lebensende" (Chabot/Walther 2017), „Über das Sterben" (Borasio 2011) und „Mit dem Sterben leben" (Mihm 2003)[4].

Mit Markern und Post-its arbeitet sich Edith gewissenhaft durch die Bücher und kommt zu der Überzeugung, dass das Sterbefasten und die damit verbundene Möglichkeit der Selbstbestimmung und Selbstverantwortung genau zu ihr passt. „Seit meine Mama vom Sterbefasten und damit von der Möglichkeit, ihr Leben selbstbestimmt zu beenden, gehört hat, geht es ihr mental richtig gut, denn sie hat Aussicht auf einen Ausweg!", hält die Tochter in ihren Aufzeichnungen fest.

Es ist Oktober 2017. Nun heißt es für Edith, den Zeitpunkt für den Beginn des Sterbefastens festzulegen und alles bis dahin gut durchzuplanen. Gemeinsam mit ihrer Tochter überreicht Edith dem Hausarzt einen Brief, in dem ihr Sterbewunsch klar beschrieben ist: „Wichtig ist, dass wir Sie nicht um assistierten Suizid oder gar Sterbehilfe bitten! Wir bitten um eine gute palliative Betreuung, sobald der Sterbeprozess begonnen hat" (siehe den Brief von Ediths Tochter an den Hausarzt, Seite 51). „Sie wissen, dass meine Mutter geistig klar ist und sich der Bedeutung und des Verlaufes des freiwilligen Verzichts auf Nahrung und Flüssigkeit voll bewusst ist. Dieser Weg ist für sie der Einzige, um ihr Leben selbstbestimmt zu leben und zu beenden" (ebd., Seite 52). Der Arzt verspricht Unterstützung bei auftretenden Symptomen.

Des Weiteren füllt Edith eine Patientenverfügung und Vorsorgevollmacht aus, verfasst handschriftlich eine Auflistung, wem sie gerne danken möchte, und erwähnt darin auch die Hoffnung, dass

---

4 Die Beschreibungen der verschiedenen Bardos/Zeiten des Überganges beim Sterben in diesem Buch, wie sie der Buddhismus sieht, haben sowohl Tochter Susan als auch Mutter Edith Angst gemacht. Empfehlenswert an dieser Stelle finden wir: Christine Longaker (2009) oder Lisa Freund (2012).

ihre „Erkenntnisse zur Weiterverbreitung des Sterbefastens genutzt werden können“. Auf einem zusätzlichen DIN-A4-Bogen führt Edith ihre Gründe für den Sterbefastenentschluss auf (siehe Ediths Gründe für Sterbefasten, Seite 53). Interessant ist, dass sie in dieser Auflistung nur Beschwerden beschreibt, die für Einschränkungen ihres alltäglichen Lebens sorgen, z. B. Hör- und Sehprobleme und fehlende Feinmotorik in den Händen. Die schweren Erkrankungen, wie Herzinfarkt, Darmkrebs, Zustand nach Aneurysma-OP, sind für das tägliche Leben anscheinend nicht so wichtig. Es sind für Edith die schwindenden Möglichkeiten, den Alltag mit eigenen Tätigkeiten und Aktivitäten sinnvoll zu füllen, und vor allem die fehlende bereichernde Kommunikation mit geistig interessierten Menschen, die ihren Entschluss, sterben zu wollen, haben wachsen lassen.

Edith: „Wer entscheidet, was Lebensqualität ist, und wer entscheidet, wie meine Lebensqualität ist, wenn nicht ich? Es sind die vielen quälenden Momente, die mich lebenssatt machen, die immer wieder meinen Entschluss, sterben zu wollen, unterstreichen. Sowohl die Kardiologen als auch die Orthopäden, Lungenfachärzte und andere Fachärzte haben mir bestätigt, dass ich ‚austherapiert‘ bin. Ich würde Sterbefasten auch nicht als Suizid bezeichnen. Für mich ist es eine freie Therapiewahl!“

Edith und Susan wenden sich auch an den Pflegedienst, der Edith schon seit Jahren zum Tablettenstellen und zur Unterstützung bei den täglichen Verrichtungen zur Seite steht. Die Pflegedienstleiterin zeigt im ersten Gespräch deutlich ihre Abwehr gegenüber dem Sterbewunsch. Als Susan aber für den Fall der Ablehnung einen Pflegedienstwechsel in Erwägung zieht, lenkt die Leiterin ein. Sie erfüllt Edith sogar den Herzenswunsch, dass ihr Lieblingspfleger alleine für sie eingeteilt wird, sodass, wie es auch ihre Tochter von der Pflegedienstleiterin erbeten hat, nur Pflegende bei Edith eingesetzt werden, die kein Problem mit dem Entschluss zu sterben haben. Es ist kein palliativ ausgerichteter Pflegedienst notwendig, da Edith die meiste Zeit noch auf den eigenen Beinen ist und die Pflege daher nicht aufwendig.

Alles ist gut vorbereitet. Edith macht sich einen Lageplan ihres kleinen Appartements, um den „geeignetsten" Platz fürs Pflegebett herauszufinden.

Jetzt fehlt nur noch die Terminwahl für den Beginn des Sterbefastens. Gemeinsam wird nach einem günstigen Zeitpunkt geschaut. Um Weihnachten herum? Das lehnt die Enkelin ab, damit sie und ihre Tochter (Ediths Urenkelin) bei späteren Weihnachtsfesten nicht immer ein trauriges Geschehen vor Augen haben. Dann Ende Januar. Edith wählt Montag, den 22. Januar 2018. Sie geht von etwa 14 Tagen Sterbezeit aus. Da Edith eine kluge, vorausschauende Frau ist, die sich, um auf alles gut vorbereitet zu sein, nicht nur mit der Sterbeart auseinandersetzt, kündigt sie im November ihre Wohnung, die sie drei Monate später nicht mehr benötigen wird. Nach ihrem Tod wünscht sie sich eine Abschiedsfeier für ihre Begleiter, bei der sich jeder aus der Wohnung nehmen kann, was er benötigt.

Sie bedenkt aber auch die Konsequenzen ihrer Begleitung für die Begleiter in ihrem Umfeld. So plant sie gemeinsam mit ihrer Tochter, immer wieder kleine Interviews in Form von kurzen Filmsequenzen mit dem Handy aufzunehmen, sodass jeder Begleiter, der irgendwann einmal Bedenken bekommt, ob alles seine Richtigkeit hatte, sich dank dieser Aufnahmen wieder vergewissern kann. Sie denkt dabei vor allem an Susan, die die Hauptlast und somit auch Hauptverantwortung trägt. Solche Handyvideos können bei der unsicheren Rechtslage gegebenenfalls auch als Beweismittel dienen.

Susan und Edith nehmen sich vor, gemeinsam ein Sterbefastentagebuch zu schreiben. Leider setzen sie es nicht in die Tat um. Ich halte es für eine ausgesprochen gute Idee für andere Sterbefastenwillige und ihre Angehörigen. Es ist ein nachhaltiges „Werkzeug" für den eigenen Trauerprozess ebenso wie für die Dokumentation der Ereignisse.

1. Tag, 22.01.2018

Edith beginnt ihr Sterbefasten erst einmal nur mit dem Verzicht auf Nahrung, bis auf fünf Kekse, die sie jeweils vor den Medikamenten einnimmt. Es soll – laut Aussagen einiger Sterbefastender – weniger belastend sein, wenn der Verzicht auf Nahrung und der Verzicht auf Flüssigkeit nicht zur gleichen Zeit begonnen werden. Den Verzicht auf Flüssigkeit erst ein paar Tage bis eine Woche später zu starten, soll sich einfacher gestalten. Edith trinkt 700 ml über den Tag, ebenso an Tag zwei.

3. Tag, 24.01.2018

Ab dem dritten Tag stellt sie das Essen vollkommen ein, trinkt 140 ml und setzt alle Medikamente ab, bis auf das Fentanyl®-Pflaster gegen Schmerzen und das Parkinsonmittel Restex® gegen die unruhigen Beine.

Edith redet viel und erzählt von ihrer Jugend und ihrer Vergangenheit. Tochter Susan soll sie unterbrechen, falls sie Unwichtiges erwähnt. Edith ist besorgt, in der ihr verbleibenden Zeit nicht mehr alles Wichtige erzählen und besprechen zu können. Susan hat sich von der Arbeit freigenommen und ist ständig an ihrer Seite. Edith ist gut gelaunt und genießt die Anwesenheit ihrer Tochter, die sie mit ausgiebiger Körperpflege, Massagen und aufmerksamem Zuhören verwöhnt. Es ist eine Zeit der Wertschätzung ihrer Person, eine Zeit der uneingeschränkten Aufmerksamkeit, der liebevollen Zuwendung, der Konzentration auf sie und ihre Empfindungen, was sie in vollen Zügen genießt. Diese intensive Zeit des Abschieds scheint für Edith wie eine Art „Wiedergutmachung“ der permanenten Ablehnung seitens ihres Vaters – durch die Liebe ihrer Tochter.

4. Tag, 25.01.2018

Heute filmt Susan mit dem Handy ihre Mutter, die gerne „öffentlich“ über ihren Entschluss zum Sterbefasten Auskunft geben möchte. Diese Filmsequenz haben wir in Text umgewandelt, um einen ganz persönlichen Eindruck von Edith vermitteln zu können.

Gespräch zwischen Edith und ihrer Tochter Susan (Video 1)

Susan: „So, meine Mama, du möchtest schon seit zwei Jahren dein Leben beenden.“

Edith: „Ja!“

Susan: „Du bist jetzt dabei, dein Leben durch Sterbefasten zu beenden.“

Edith: „Ja!"

Susan: „Weißt du, was Sterbefasten bedeutet?"

Edith: „Ich esse nicht mehr und ich trinke nicht mehr, es kann Hunger kommen, es kann Durst kommen, ich kann Schmerzen kriegen, es kann alles Mögliche passieren, es kann vermutlich niemand hervorsehen, mir vorhersagen, was passieren wird, aber es ist praktisch egal, was in der Folge passiert. Ich möchte sterben."

Susan: „Du isst heute den vierten Tag nichts mehr. Hast du Hunger?"

Edith: „Nein, nicht einmal gehabt."

Susan: „Heute trinkst du den zweiten Tag nichts. Du spülst nur den Mund aus."

Edith: „Ja."

Susan: „Du trinkst nichts, hast du Durst?"

Edith: „Nein! Seitdem ich mit dem Sterbefasten begonnen habe, ich hab nie Durst gehabt, bis jetzt, und nie Hunger gehabt, was weiter kommt, weiß ich nicht."

Susan: „Was weiter kommt, wenn du verwirrt bist, wenn du nachher liegst und nicht mehr klar bei Verstand bist, soll ich dir zu trinken geben?"

Edith: „Nein, nein, ich will sterben, ich will sterben! Und ich bitte dich darum, man hat mir erzählt, weil ich gefragt hab, dass es im Sterbeprozess zu Verwirrtheitszuständen kommen kann, nicht muss, aber durchaus möglich vorkommt; und ich möchte dich bitten, ganz herzlich bitten, sollte ich den Wunsch nach Trinken äußern und jammern ‚gib mir was zu trinken, ich hab so Durst', bleib hart, ich bitte dich, bleib hart und ich bitte dich darum, ganz egal, wer kommt, ob ein Doktor oder ein Pastor, und dir einzureden versucht, es ist Sünde, was du machst, bleib hart, egal, wer dir sagt, ich soll essen, ich soll trinken, und wenn ich noch so viel bitte, ich will sterben, lass es nicht zu."

Susan: „Okay, das verspreche ich dir."

Edith: „Ich weiß, es fällt dir schwer, es fällt jedem Kind schwer, die Mutter sterben zu sehen, und die bettelt und bittet um den Wunsch, anscheinend der sehnlichste Wunsch noch mal zu trinken, und endlich wieder … aus meiner Erfahrung durch die Operation weiß ich, dass es auch wiederkommen kann, aber … Moment, ich muss mal schlucken, aber nein, ich will sterben. Da bringt mich nichts von ab, und du bist beauftragt, hiermit, alles zu tun, dass mir das möglich wird. Denn es ist mein fester Wille, ich hätte es geschafft, auch alleine durchzuziehen, aber es wäre viel schwerer ohne Betreuung. Und … ja, das war es praktisch, was ich loswerden wollte. Denn davor hab ich die Angst, die ich hab, dass aus irgendwelchen Gründen, mich jemand wieder zum Leben zurückholt. Und das soll nicht sein! Auf keinen Fall!“

Susan: „Keine Wiederbelebung?“

Edith: „Keine Wiederbelebung! Ich will sterben, ich mag nicht mehr leben, und ich hab festgestellt, in Deutschland ist die einzige Möglichkeit, selbstbestimmt aus dem Leben zu scheiden, das Sterbefasten.“

Susan: „Und ich verspreche dir, alles zu tun, dass du keinen Durst hast, dass du keine Schmerzen hast.“

Edith: „Da bin ich sicher, denn alle, die mich in diesen Tagen sehen, wundern sich, dass ich keinen Durst und keinen Hunger hab. Zu keiner Zeit und obwohl ich meinen Mund vor, na, einer guten Stunden zuletzt – ich musste nach der Uhr gucken –, eine gute Stunde ist es her, dass ich zum letzten Mal den Mund ausgespült hab. Ich hab Speichel im Mund, er ist nicht trocken.“

Susan: „Wollen wir Schluss machen?“

Edith: „Wir wollen. Also, ich hab meine Willen kundgetan und ich hab dich gebeten, auf keinen Fall etwas zuzulassen, das den Sterbeprozess rückgängig macht und mich wieder zu leben zwingt. Das will ich ja nicht. Ich will sterben. Und da hab ich ein bisschen Angst davor, dass ich dann auf einmal wach werde und wieder leb. Das will ich nicht. Ich bin 88 Jahre. Das reicht, wer wird schon 88 Jahre?“

Susan: „Danke, Mama.“

5. Tag, 26.01.2018

Edith wirkt kaum müde, nein, sie scheint eher wie aufgekratzt und kann auch nachts keine oder nur schlecht Ruhe finden. Sie redet fast ununterbrochen, läuft herum, ordnet, sortiert, sitzt am Computer, empfängt viel Besuch und räumt im Keller auf. Zwischenrein nickt Edith kurz ein.

Susan: „Dann wacht sie auf und fragt, ob sie geschnarcht hat, weil, sie hat einen ganz trockenen Mund … Und dann lacht meine Mama: ‚Ach, ja, ich trinke ja nicht mehr!'"

Da ihr Bauch „grummelt", führt sie sich mittels eines Klistierballs 800 ml Wasser rektal ein. Sie kann abführen, jedoch bleibt die Flüssigkeit fast gänzlich im Körper. „Sie trinkt hinten herum", meint Susan lächelnd. Bisher verspürt Edith nur wenig Durst. Susan gibt ihrer Mutter Tavor®, ein beruhigendes Medikament, da Edith unter ihrer ständigen Unruhe leidet. Diese Unruhe ist auch für Susan als Begleiterin kaum zu ertragen, da in dieser schwierigen Zeit der Begleitung keinerlei Verschnaufpause einkehren will.

Susan gibt ihrer Mutter – auch auf unseren Rat hin – Tavor®, um tagsüber ein paar Pausen einlegen zu können und nachts etwas Schlaf zu finden. Jedoch ist die Gabe von einem Beruhigungsmittel sofort mit schlechtem Gewissen bei Susan gekoppelt, da ihre Mutter immerzu erklärt, wie sie die noch verbleibende Zeit mit Erzählen füllen möchte. „Sie erzählt und erzählt … sagt, dass sie weiß, dass sie bald nicht mehr erzählen kann und jetzt alles rausmuss. Und da verhindere ich doch, dass sie ununterbrochen erzählt, wenn ich ihr ein Beruhigungsmittel gebe", notiert Susan in ihrem Protokoll.

6. Tag, 27.01.2018

Edith ist zusammen mit Susan im Keller, um aufzuräumen. Jetzt sitzt Edith am Computer und spielt Skat. Ihre Kraft lässt allmählich nach. Der Besuch mittags erschöpft sie zusätzlich, sodass sie Mittagsschlaf hält. Sie ist gut gelaunt und genießt die Massage durch ihre Tochter.

Susan schreibt ins Protokoll: „Wie kann Mama nur so fröhlich sein? Hat sie denn die Endlichkeit dieser Aktion aus dem Blick verloren? Verdrängt sie, dass sie in Kürze sterben wird, damit es nicht so wehtut, wenn dieses schöne Zusammensein mit uns beiden nur kurz ist und durch ein jähes Ende gestoppt werden wird?"

Edith trinkt etwa 80 ml am Tag, spült häufig den Mund aus, da der Durst recht stark ist.

Gespräch zwischen Edith und ihrer Tochter Susan (Video 2)

Susan: „Hallo, meine Mama, du bist jetzt den sechsten Tag beim Sterbefasten. Es war eine aufregende Woche mit viel Besuch und du hast immer, wenn du auf den Beinen warst, ganz viel aufgeräumt und erledigt und erzählt, und ich hab dir die letzten beiden Abende Tavor® gegeben zum Schlafen. Warum möchtest du jetzt auch am Tag Tavor® nehmen?"

Edith: „Ja, es ist in den beiden vorigen Tagen begründet, wenn ich mich unterhalte, dann unterhalte ich mich sehr angeregt, und wie es schon immer meine Art war, komm ich vom Hundertsten ins Tausendste und bin dann am Ende der Unterhaltung völlig erschöpft. Und hab Schwierigkeiten, wieder runterzukommen, zur Ruhe zu kommen. Deswegen war es nötig, dass ich Tavor® zum Runterkommen bekam, sonst hätte ich nicht schlafen können."

Susan: „Und jetzt am Tag?"

Edith: „Und jetzt am Tag war es aber auch so, ich – der Geist arbeitet ja immer weiter, ob man kommuniziert oder nicht – überlege, was ist da noch besser, und ich hab noch da einen Aufräumtick und auch wenn ich gelegen habe, hab ich überlegt, was kann ich noch wieder anders machen, also ich kam nie wirklich runter, und wenn ich auch gegähnt hab ganz schlimm, weil ich müde war, ich kann nicht schlafen und deswegen ist es meiner Ansicht nach nötig, auch am Tag Tavor® zu nehmen, damit ich den nötigen Schlaf bekomme, da ich ja auch am Tag, wenn ich müde bin, nicht einschlafen kann und Schlaf braucht man nun mal."

Susan: „Hast Du irgendwie Angst davor, dass ich dir zu viele Tavor® gebe?"

Edith: „Hab ich eigentlich zu keiner Zeit, denn ich weiß, und das hast du mir in den letzten Tagen oft genug gesagt, es kommt dir darauf an, so lange wie möglich mit mir zu kommunizieren, um noch unbekannte Dinge aus der Jugend, der Kindheit, soweit mir das noch zugänglich ist, und aus meinem früheren Leben zu erfahren. Wenn du mir zu viele Tavor® gibst, dann nimmst du dir ja selber diese Möglichkeit. Und deswegen, ich hab zu keiner Zeit Angst, dass du mir zu viel Medikamente, sedierende oder andere, da ich weiß, du möchtest noch sehr gerne von mir erfahren, und wir haben ein sehr, sehr gutes Verhältnis zueinander in diesen Tagen füreinander gefunden, was ich auch sehr genieße, und überhaupt keine Angst, in keiner Weise."

Susan: „Das ist gut für mich zu wissen, dass ich hier auch immer wieder nachgucken kann, dass alles in deinem Sinne ist."

Edith: „Auf alle Fälle. Das hab ich dir auch oft gesagt, dokumentier so viel wie möglich, in diesem Bezug, dass, wenn bei dir mal Zweifel kommen sollten, ob du nicht zu viel für mich getan hast in Richtung Sterben, dass du dann immer noch mal nachgucken kannst, was ich dazu so gemeint habe. Es ist für dich gut. Das find ich so wichtig, dass du dir zu keiner Zeit Vorwürfe machst, du habest mich in den Tod getrieben und du hättest vielleicht mich öfters besuchen sollen oder öfter für mich da sein sollen. Du hast jede Zeit, so viel wie dir nur irgend möglich war, Zeit und Zuwendung gegeben und ich hab dir oft gesagt, das macht nichts, wenn du nur einmal in der Woche zu mir kommst. Wir telefonieren jeden Tag und klären auch offene Probleme und unterhalten uns, manchmal bis zu einer Eindreiviertelstunde."

7. Tag, 28.01.2018

Der Durst wird stärker. Edith trinkt 300 ml, das meiste davon unbewusst in der Nacht und spült ihren Mund auch tagsüber sehr häufig.

Susan schreibt in ihr Protokoll: „Ausführliche Körperpflege, schöne Gespräche: Sie war erschrocken, dass sie unbewusst trinkt. Vermutlich ist der unbewusste Überlebenswille stärker als der bewusste Wille zu sterben. Vormittags hat sie beschlossen, doch noch etwas zu trinken, um das schöne Gefühl des Umsorgtseins noch länger zu genießen – nachmittags fiel die Entscheidung, doch nicht zu trinken, damit ‚es' schneller geht. Beschwerden: wenig Dauer-, aber Liegeschmerzen, Mund sehr trocken, Durst."

Die Mutter genießt gut gelaunt das Umsorgtsein, die Nähe ihrer Tochter und der Menschen, die ihr nahestehen und sie dieser Tage besuchen und begleiten. Dabei spricht Edith viel über ihren Vater und dessen Lebensumstände sowie soziale, gesellschaftliche Bedingungen und schafft es sogar am Ende ihrer Lebenszeit, ihm sein Verhalten zu verzeihen. Susan genießt ebenfalls die intensive Verbindung mit ihrer Mutter, die es in dieser Zeit des engen Zusammenhalts schafft, besonders herzlich und sogar körperlich mit ihr umzugehen. Ein liebevolles, zärtliches Verhalten, dass sich Tochter Susan sicherlich schon oft früher im alltäglichen Leben gewünscht hat. Susan notiert im Protokoll: „Für mich ist schlimm, dass mir die Pflege ‚Spaß' macht. Es ist so schön, sie zu verwöhnen. Wenn es nach mir ginge, könnte das noch Wochen so weitergehen. Aber ich weiß ja, das genau will sie ja nicht."

8. Tag, 29.01.2018

Im Laufe des achten Tages wird Edith immer wackeliger auf den Beinen, beklagt langsames Denken und immer quälender werdenden Durst. Edith stellt fest, dass den Mund auszuspülen „tausendmal besser ist, als kleine Schlückchen zu trinken". Am Nachmittag bittet Edith Susan, doch ein Video aufzunehmen, da sie sich von ihren Lieben verabschieden will.

Gespräch zwischen Edith und ihrer Tochter Susan (Video 3)

Susan: „So, hallo, Mama."

Edith: „Hallo, liebe Tochter."

Susan: „Versuch mal bitte, laut zu sprechen."

Edith: „Ich versuch es."

Susan: „Wir trinken Kaffee."

Edith: „Ja, ich freu mich schon drauf."

Susan: „Du hast einen Mandarinenspalt und einen kleinen Becher Wasser mit etwas Kaffee drin. *(Ein Messbecherchen mit etwa 50 ml; Anm. zur Nieden)* Und du wolltest deinen Kindern und deinen Enkelkindern Lebewohl sagen, Tschüss sagen. Du bist dran."

Edith: „Meine lieben Kinder, meine lieben Enkel, liebe Schwiegerkinder, ich hab mich zu diesem Weg entschlossen, weil's Leben mir keine Freude mehr macht, und bin auf einem guten Weg, da ich merke, dass ich immer schwächer werde. Einfach ist der Weg nicht. Hunger hab ich nie gehabt, aber Durst. Aber ihr tut alles, mir es leichter zu machen, erträglicher zu machen. Und das war jetzt meine Bitte, zum Abschiedsgespräch noch einmal Kaffee mit euch zu trinken und das zu genießen, und meine Schleimhäute werden immer schneller trocken und dann kleben die Lippen wie Lappen an den Zähnen, es will kein Wort mehr raus. Es klebt alles im Mund fest. Na, dann Prost! Langer Rede schneller Sinn. Ich fang mit dem Kaffee an, Riesenschluck. *(Sie lächelt.)* Es ist natürlich nicht mehr der Kaffee, den ich früher gerne getrunken habe, es fehlt ein Tröpfchen Milch, aber das lässt sich ja leicht mit der Pipette einfüllen. Aber das ist ja so minimal. Die Bewässerung der Schleimhäute und Trinken, so klar abgegrenzt – es sind keine Trinkmengen – und dafür ist das Waschläppchen, das feucht ist, das Ideale. *(Edith hat sich von ihrer Lieblingsreinigungskraft lauter kleine schmale Läppchen schneiden lassen, die sie bei Bedarf in Wasser oder Tee taucht, um sie dann auszulutschen; Anm. zur Nieden.)* Und damit ist die Möglichkeit, sich mit Trick 17, und da war ich immer schon gut mit Trick 17, ich mir mehr Flüssigkeit zufügen kann, als gedacht ist. Ich bin schlapp. Ich bin auch geistig sehr träge, sehr langsam geworden, auch körperlich sehr langsam geworden. Die Gedanken kommen langsam, auch wenn ich spiele. Ich brauche unheimlich lange, eh ich einen Sinn darin erfasse. Ein Bummelzug ist noch zu schnell. Das ist alles völlig ungewohnt für mich."

Abends erklärt Edith, dass „es noch drei Tage dauern wird", so steht es in Susans Aufzeichnungen. Sie spüre es, da sie immer schwächer würde. Drei Tage später ist Edith tot.

Gespräch zwischen Edith und ihrer Tochter Susan (Video 4)

Susan: „Du hast mir eben gesagt, du willst nicht mehr."

Edith: „Ich kann nicht mehr, ich will nicht mehr. Es hat nichts damit zu tun, dass du mich nicht gut versorgt hast oder was versäumt hast. Du hast alles gemacht, was dir möglich ist, um es mir zu erleichtern."

Susan: „Wie geht es dir? Hast du Schmerzen?"

Edith: „Nein! Es ist der Durst! Durst! Der Durst bleibt und ich denk, dem darf ich jetzt , da ich am Ende bin, nachgeben – du siehst ja, ich bin mit einem Messbecherchen, das teile ich mir auf dreimal ein, bescheiden geworden in meinen Wünschen. Das kann nicht mehr viel schaden. Ich weiß nicht, ob ich noch in der Lage bin, frei zu sprechen."

Susan: „Du wirst nachher aufwachen und dann machen wir weiter.“

Edith: „Du sagtest, wir sollen jetzt noch was wiederholen?“

Susan: „Dass du zu mir gesagt hast, du willst jetzt nicht mehr.“

Edith: „Ja. Es soll jetzt zu Ende gehen. Ja. Und das kann ich in Verbindung mit meinen Aufzeichnungen anführen.“

Susan: „Genau. Du hast was aufgeschrieben.“

Edith: „Ja, einmal bitte die Lippen befeuchten, damit ich auch sprechen kann. Und mir die Worte nicht im Mund festkleben. *(Sie trinkt ein Schlückchen.)* Ich hab ja auch Dankesworte an alle aufgeschrieben.

Gespräch zwischen Edith und ihrer Tochter Susan (Video 5)

Edith: „Ich muss den Anfang jetzt finden.“

Susan: „Du hast gesagt, dass der Durst jetzt quälend ist.“

Edith: „Mein Gefühl sagt mir, dass ich noch drei Tage leben werde. Wie ich geistig abbaue, zusehends abbaue, auch körperlich immer schwächer werde, mein Schlafbedürfnis immer mehr wird, die Zeitspannen, in denen ich sowohl geistig als auch körperlich aktiv sein kann, immer kürzer werden. Mein Wille, das Sterbefasten durchzuziehen, ist ungebrochen. Aber der Durst wird immer quälender. Ich wünsche mir im Moment nichts mehr, als endlich mal wieder eine Tasse Wasser oder Glas Wasser genussvoll trinken zu können.“

Susan: „Mama, du kannst trinken. Ich gebe dir zu trinken, wenn du eine Tasse Wasser trinken möchtest, gebe ich sie dir. Möchtest du eine Tasse Wasser trinken?“

Edith: „Ja, nur ich möchte auf keinen Fall, dadurch wieder den Weg zurück zum Leben gehen. Also, so doll ist der Wunsch nicht. Ich will sterben. Aber ich möchte möglichst schnell sterben, damit dieser Durstwunsch nicht so weit gedeiht, dass ich zum Leben zurückkehr. Das ist das Allerletzte, was ich will. Ich will diese ganz Misere nicht noch mal wieder machen. Mit Abbau der Fähigkeiten. Ich kann nicht mehr kommunizieren, ich kann nicht mehr reden. Aber wenn ich jetzt wieder zum Leben zurückkomme, ist ja nichts besser geworden. Der Durst ist unerträglich, aber das Weiterleben ist viel unerträglicher. Ich mach mal Schluss.“

Susan: „Mach mal Schluss."

Edith: „Meine Gedanken laufen durcheinander. Das ist das richtige Wort." *(Edith deutet einen Kussmund an.)*

Edith schläft nachts unruhig, steht oft auf und räumt in der Wohnung herum.

9. Tag, 30.01.2018

Tagsüber ist Edith sehr schwach, sie redet viel und scheint im Denken und in den Bewegungen immer langsamer zu werden bei überwiegend geistiger Klarheit. „Sie nimmt dauernd Abschied", notiert Susan in ihrem Protokoll und „leidet unter starkem Durst. Gerne würde sie jetzt Hilfe beim Sterben erbitten können, da sie „nicht mehr kann!"

Heute verbringt Edith einen großen Teil des Tages im Pflegebett, das sie heute „einweiht", denn bisher wollte sie immer noch in ihrem eigenen Bett schlafen. Tochter Susan lag im Pflegebett. Sie verlangt immer wieder zu trinken, jedoch scheint der Durst heute erträglicher zu sein. Am Abend kommt es zu einer immensen Unruhe ihrer Beine. Die Beine zucken und

schlagen förmlich um sich. Edith kann nicht gehen, nicht sitzen, nicht liegen. Sie leidet sehr unter ihren „Zappelbeinen", wie sie es nennt. Auch eine Massage kommt wegen zusätzlicher, heftiger Sensibilitätsstörungen nicht infrage. Da greift Susan zu Fentanyl®-Spray, das der Arzt für etwaige Durchbruchschmerzen für Edith verschrieben hat. Nach einer gefühlten Ewigkeit beginnt das Medikament zu wirken und Edith findet Ruhe. Als es ihr besser geht, soll Susan ihr den Inhalt des Gefrierschrankes ans Bett bringen. Sie will auch dieses Fach noch sortieren und aufräumen.

Abends nimmt Susan die letzten beiden Gesprächsszenen auf. Edith liegt eingekuschelt im Bett. Die Sequenzen sind für uns bei der Verschriftlichung nur schwierig zu verstehen, da Edith immer leiser und undeutlicher spricht.

Gespräch zwischen Edith und ihrer Tochter Susan (Video 6, Teil 1)

Edith: „Und gebe Tipps auch, was die Betroffenen selber geben können wegen diesem unerträglichen Durst, der nicht mehr steuerbar ist vom Patienten und der erhebliche Beschwerden macht. Und das kann er nur vom Praktiker erfahren, dass diese Zustände kommen. Und da bin ich gerne bereit, zuzuarbeiten den zur Niedens, die das bekannt machen. Ein humaner Weg, und zwar für nicht Todkranke, denen man das ja ganz abspricht. Und damit tun sich die Ärzte ja schon immer schwer, zu akzeptieren, dass jemand nicht todkrank ist, aber sich todkrank fühlt."

Gespräch zwischen Edith und ihrer Tochter Susan (Video 6, Teil 2)

Edith: „Ich hab Frieden geschlossen mit meinem Vater. Ich bin ihm nicht mehr böse. Er hat ja seine eigene Geschichte."

10. Tag, 31.01.2018

Edith kann das Bett nicht mehr verlassen. Sie bekommt ein neues Schmerzpflaster und eine Morphiumspritze, da sie nicht mehr liegen kann. Vormittags spricht sie noch mit ihrem Lieblingspfleger und ihrer Tochter, schläft am Nachmittag viel, verlangt öfters, ein in Wasser eingetunktes Läppchen in den Mund gelegt zu bekommen. Der Durst lässt sich heute wieder gut ertragen. Sie fragt gegen Abend ihre Tochter, welcher Tag heute sei. Als Susan sagt, dass es der 31. Januar ist, lächelt Edith. Sie hatte sich vorgenommen, Anfang Februar zu sterben, damit ihre Tochter noch Mutters Monatsrente ausgezahlt bekäme.

Gegen 23:00 Uhr beginnt Edith zu jammern und ruft nach ihrer Mutter. Kurz darauf ist sie nicht mehr ansprechbar. Susan fühlt sich vom Tempo des Sterbeprozesses überrollt. Es geht ihr viel zu schnell. Aber der Tod ist schon im Zimmer.

11. Tag, 01.02.2018
03:30 Uhr: Edith ist nicht mehr erweckbar. „Das Sterben hat begonnen“, protokolliert Susan an diesem Tag.

10:05 Uhr: „Mama atmet noch ruhig ein, aber es rasselt bei der Ausatmung und der Atem macht Pausen.“

Susan und ich stehen in dieser Zeit wie auch in den Tage zuvor in ständigen Austausch über WhatsApp. Ich schlage ihr vor, sich eventuell zu Edith ins Bett zu legen und ihr etwas vorzusingen.

10:14 Uhr: „Jetzt hört sich das Einatmen gequält an. Ihre Füße sind ganz dunkel und ihre Knie ganz kalt, ansonsten ist sie heiß und schwitzend. Ich weiß nicht, ob sie leidet.“

10:17 Uhr: Ediths Puls ist nur noch am Hals tastbar, nicht mehr an den Handgelenken.

Susan liegt hinter ihrer Mutter im Bett und hat die Arme zärtlich um sie gelegt. Beide sind jetzt ganz ruhig. Susan wünscht ihrer Mama eine gute Reise und bedankt sich für alles bei ihr.

Ediths Lieblingspfleger (siehe auch den vom Pfleger ausgefüllten Fragebogen, Seite 54) ist auch anwesend, sodass Susan nicht alleine ist.

11:05 Uhr: Ediths letzter Atemzug. Sie hat es geschafft. Es ist der 1. Februar 2018.

Susan erklärt eine Stunde später am Telefon, dass sie selbst fast glücklich ist, weil alles so harmonisch und ruhig abgelaufen sei. Im Grunde hätte es nur einen „unglücklichen“ Tag gegeben, an dem ihre Mutter unter den heftigen Zuckungen der Beine gelitten habe. Es war ein friedlicher Sterbeprozess.

Im Mai treffen Susan, ihr Lebenspartner, mein Mann und ich zu einem freundschaftlichen Gespräch zusammen. Ich frage Susan, wie sie den Sterbeprozess ihrer Mutter bewerten würde, und biete ihr die Oregon-Skala an mit „0 = schrecklichst vorstellbarer Tod“ und „9 = friedlichst vorstellbarer Tod“. Susan nennt, ohne zu zögern, die Ziffer 9: „Besser geht's nicht!“ Als ich sie frage, wie sie wohl die mögliche Einschätzung ihrer Mutter sehen würde, antwortet sie: „An elf von zwölf Stunden eine ‚9‘! Ihre Selbstbestimmung war ihr am wichtigsten. Dann genoss sie, sich verwöhnen zu lassen und die volle Aufmerksamkeit zu erhalten. Sie litt oft darunter, von den Ärzten nicht ernst genommen zu werden. In diesem Sterbeprozess aber fühlte sie sich ernst genommen sowohl vom Hausarzt als auch von der Pflegedienstleitung. Ihr Sterben war friedlich, würdevoll und respektvoll." Als ihr Hausarzt am Nachmittag des 1. Februar zum Erstellen des Totenscheins vorbeikommt, sagt dieser nur: „Hut ab vor dieser Frau!"

Erlebtes und Erinnertes

Es scheint eine Diskrepanz zu bestehen zwischen dem beschriebenen „quälenden Durstgefühl" des Sterbenden und der vielfach äußerst positiven Beurteilung des Sterbefastenprozesses durch die Angehörigen. Beachten muss man an dieser Stelle, dass es sich dabei um Aussagen aus zwei unterschiedlichen Blickwinkeln handelt. Interessant wäre es, die Beurteilung durch den Sterbenden am Ende seines Sterbeprozesses zu erhalten, was leider fast unmöglich ist. So aber haben wir die Aussagen der Angehörigen (Pfleger), die aus ihrer Warte heraus die Sterbesituation beurteilen. Wie aber kamen sie trotzdem zu solch einer positiven Beurteilung, da sie den als quälend empfundenen Durst des Sterbenden sicherlich empathisch miterlebt haben?

Eine Erklärungsmöglichkeit liegt in der *Höchststand-Ende-Regel* von Erleben und Erinnern von Daniel Kahnemann (vgl. Kahnemann 2012, Seite 465–475). Diese Regel beschreibt, wie sich das Erleben und Erinnern einer Situation unterscheiden. Kahnemann spricht in diesem Zusammenhang von zwei „Selbst": dem *erlebenden Selbst* und dem *erinnernden Selbst*. Das erlebende Selbst kann z. B. einen Zeitraum (Urlaub) als wunderbar empfunden haben; wenn dieser negativ endet, wird das erinnernde Selbst den gesamten Zeitraum als negativ empfunden schildern. Das erlebende Selbst hat keine Stimme! Nur das erinnernde Selbst bestimmt, wie in der Nachbetrachtung die gesamte Situation beurteilt wird; auch wenn das Erlebnis als solches über einen langen Zeitraum schön war und nur das Ende missraten (die Dauer eines Erlebnisses spielt keine Rolle), wird das erinnernde Selbst alles abwerten. Das erlebende Selbst beantwortet die Frage: Tut es jetzt weh? Ist es jetzt schön?, während das erinnernde Selbst sich mit der Frage beschäftigt: Wie war es im Großen und Ganzen?

Die retrospektive Einschätzung und die Zufriedenheit mit einem Ereignis errechnet unser Gehirn aus zwei Messgrößen: dem Höhepunkt des Ereignisses und dem Endpunkt. Daraus ermittelt das Gehirn einen Mittelwert, der uns (erinnerndes Selbst) in Erinnerung bleibt.
Besonders dramatisch zeigt sich die Höchststand-Ende-Regel am Ende eines Lebens. Wer die letzten Tage und Wochen sehr leidet, wird möglicherweise sein gesamtes Leben in der Rückschau negativer bewerten, als es in Wahrheit war. Wenn aber das Ende des Lebens so positiv gestaltet werden kann, wie es z. B. Edith und Susan geschafft haben, bleibt dem erinnernden Selbst sowohl für Edith als auch für Susan ein durchaus positives Bild, auch wenn quälender Durst als negativer Aspekt die Sicht beeinflussen könnte.
„Erinnerungen sind alles, was uns von unseren Lebenserfahrungen bleibt, und die einzige Perspektive, die wir uns zu eigen machen können, wenn wir über unser Leben nachdenken, ist daher die des erinnernden Selbst." (Kahnemann 2012, Seite 470)
Auch wenn quälender Durst im Sterbefastenverlauf als echtes Problem geschildert wird, gibt es durch ein harmonisches Miteinander viele positive Momente (Höchststand). Ebenso endet dieser Sterbeprozess (Ende) bei den meisten unserer Fälle friedlich, fast fröhlich, in Einklang mit dem Begleiter (Ende), was die positive Bewertung der Begleiter zur Folge hat.
Das erinnernde Selbst irrt sich manchmal und lässt uns eine falsche Beurteilung des Gesamtereignisses fällen, weil es sich in seiner Retrospektive nur auf das negative Ende beschränkt. „Es ist auch dasjenige, das Buch führt und bestimmt, was wir aus dem Leben lernen, und es ist auch dasjenige, das Entscheidungen trifft." (Kahnemann 2012, Seite 470) Mit diesem Wissen sollten wir unserem erlebenden Selbst in der Nachbetrachtung und Erinnerung bewusst eine Stimme geben.

Nachbetrachtung

Als wir Ediths Vorgehensweise beim Sterbefasten von Weitem miterleben, sind wir der Überzeugung, dass ihr Sterben länger dauern wird als das meiner Mutter mit 13 Tagen. Edith ist zwar ebenfalls 88 Jahre alt, jedoch fülliger im Ausgangsgewicht als unsere Mutter.

Und sie erlaubt sich, mehr zu trinken. Doch werden wir eines Besseren belehrt, denn Edith stirbt schon am elften Tag. Da beide Frauen in ihren letzten Jahren keinerlei Diagnostik mehr zuließen und sie auch keine Therapie mehr über sich ergehen lassen wollten, wusste niemand genau, wie ihr Gesundheitszustand wirklich war. War der Krebs bei Edith fortgeschritten? Hatte sie Metastasen in der Leber, was beim letzten bildgebenden Verfahren vermutet wurde?

Niemand kann die Sterbedauer beim Sterbefasten exakt vorhersagen, es gibt nur Richtwerte. Sie ist von vielen Faktoren abhängig, die so unterschiedlich sind, wie die Menschen selbst, z. B. von der allgemeinen körperlichen Konstitution. Diese Menschen zu begleiten, heißt, sich für einen überschaubaren Zeitraum freizunehmen, um sich auf den Sterbewilligen einzulassen und ihn zu pflegen. Es lohnt sich.

Susan: „In meinen Augen ist der feste Wille zu sterben, sich bereit zu erklären, diesen mühsamen Weg zu gehen, entscheidender für den ‚Erfolg' *(den Tod; Anm. zur Nieden)*, als möglichst wenig zu trinken."

Edith bittet Susan nicht nur um das Akzeptieren des Sterbewunsches bei ihrer Begleitung, sondern sie verlangt auch, ihr das Trinken, um das sie bei Verwirrtheitszuständen betteln könnte, auf jeden Fall vorzuenthalten. Susan willigt ein, obwohl sie sich diese Situation nicht wirklich vorzustellen vermag und sich auch nicht vorstellen will. Zu einem späteren Zeitpunkt erklärt Edith eindringlich, dass sie unerträglichen Durst hat, woraufhin Susan ihr trotz des Versprechens etwas zu trinken anbietet.

Dieser Wunsch Sterbewilliger, doch etwas zu trinken zu bekommen, ist auch in weiteren Begleitungen ein ethisches Problem für die Angehörigen. Können Sterbewillige in einer Vorausverfügung, die sie möglicherweise wie eine Patientenverfügung schriftlich erstellt haben, ihren Sterbebegleiter bitten, ja sogar verpflichten, ihnen nichts zu essen oder zu trinken zu geben, wenn sie ihn in einem Verwirrtheitszustand oder Zustand der Eintrübung darum anbetteln? Im ersten Buch zum Thema Sterbefasten, „Ausweg am Lebensende" von Chabot und Walther, gibt es im Anhang eine Verfügung, in der der Sterbewillige ankreuzen kann, wie er in solchen Zuständen behandelt werden will:

> „Falls sich mein Bewusstsein einige Tage nach Beginn des Sterbefastens **eintrüben sollte** und/oder ich zu **phantasieren** beginne und dann (einmal oder wiederholt) den Wusch nach Essen und/oder Trinken äußere, so wünsche ich,
> (Zutreffendes bitte kennzeichnen.)
> ( ) dass solche Wünsche nicht erfüllt werden, sondern diese, so möglich, durch palliative Maßnahmen besänftigt oder beseitigt werden. Ich bin mir dessen bewusst, dass dies für diejenigen, die mich beim Sterbefasten betreuen, eine menschlich sehr belastende Situation sein kann.
> ( ) dass diese Wünsche erfüllt werden, obwohl damit mein Sterbefasten nicht nur unterbrochen, sondern möglicherweise beendet würde. Dies stünde zwar im Widerspruch zu meinem vorausverfügten Willen, aber ich kann mir vorab nicht vorstellen, wie sehr ich in der gedachten Situation physisch leiden würde.“ (Chabot/Walther 2017, Seite 192)

Was ist überhaupt ein Verwirrtheitszustand, eine Eintrübung oder ein Fantasieren? Wie grenzen sich diese Begriffe von einem Delir (Form der aktuen, reversiblen organischen Psychose) ab? Sind die Sterbewilligen dann nicht mehr bei Bewusstsein und nicht mehr entscheidungs- und einwilligungsfähig? Gilt das nur für dauerhafte Zustände oder auch für vorübergehende? Kann ich als Angehöriger einen solchen Zustand zuverlässig erkennen? Braucht man nicht die Expertise eines Facharztes für Neurologie und Psychiatrie? Besteht nicht die Gefahr, dass ich den Sterbewilligen für verwirrt halte und seine Aussagen als ein Fantasieren bewerte, da er jetzt plötzlich um Wasser bettelt, obwohl er durch Flüssigkeitsentzug sterben will und seinen Willen vorher sogar schriftlich fixiert hat?

In den Fällen, die wir begleitet haben, traten diese Zustände der Verwirrtheit selten oder nur kurz und vorübergehend auf. Auch trat die Eintrübung nicht „einige Tage nach Beginn des Sterbefastens“ (Chabot/Walther 2017, Seite 192) auf, sondern erst in der Endphase. Dann waren die Sterbenden ganz in sich gekehrt und haben meist nichts mehr verlangt, höchstens ein Mittel gegen Unruhe.

Wir meinen, dass es nicht möglich ist, solch eine Vorausverfügung für einen Zustand zu verfassen, in dem eine dauerhafte Urteils- und Mitteilungsunfähigkeit nicht vorausgesetzt werden kann. In der allgemeinen Patientenverfügung fordert man für den Fall, in einen Zustand der unwiederbringlichen Urteils- und Äußerungsunfähigkeit zu geraten, alle lebensverlängernden Maßnahmen zu unterlassen. Hier ist die Situation eine völlig andere als beim Sterbefasten, wo die möglichen Verwirrtheitszustände oft nur kurz sind (Minuten, Stunden).

In unserem ersten beschriebenen Fall verlangt Edith von ihrer Tochter, falls sie in Verwirrung geraten und um Trinken betteln sollte, das Trinken unbedingt zu verweigern. Susan willigt ein. Als später Edith Susan von ihrem sehnlichsten Wunsch nach einem großen Glas Wasser erzählt, bietet ihr Susan das gefüllte Glas an, was Edith aber ablehnt. Hier reagiert Susan als liebende Tochter vorbildlich, indem sie ihrer Mutter das Wasser anbietet, da diese bei klarem Verstand danach verlangt. Die Mutter ist nicht eingetrübt und nicht verwirrt. Sie alleine kann und muss entscheiden, ob sie trinken will oder nicht.

Auch im Fall von Paul (Kapitel 2.5, Seite 95) kommt es wieder zu diesem Problem, dass die Angehörigen vom Sterbewilligen aufgefordert werden (schriftlich in einem Zusatz zur Patientenverfügung), ihm im Falle der Verwirrtheit nichts zu trinken zu geben. Es ist meist die Liebe zum sterbewilligen Angehörigen, die die Begleiter alle Wünsche im Vorhinein respektieren lässt.

Wir möchten noch einmal zusammenfassen und Sie bitten, sich folgende Situation vorzustellen: Der Sterbewillige erklärt Ihnen, unbedingt sterben zu wollen. Er fordert Sie auf, seinem Betteln nach Wasser für den Fall seiner Verwirrtheit nicht nachzugeben. Im Verlaufe seines Sterbefastens, das er sonst gut durchhält, bittet er Sie, ihm doch etwas zu trinken anzureichen. Ist er verwirrt, da er diesen Wunsch äußert, denn schließlich will er doch sterben? Oder will er den Prozess umkehren und wieder zurück ins Leben? Verlängern Sie jetzt nicht „unnötig" seinen wirklich nicht leichten Sterbefastenprozess durch eine Gabe von Trinkwasser? Will er Sie wohlmöglich auf die Probe stellen? Wenn ihn der Durst so quält, dass er Sie um

Trinken anbettelt, sollten Sie dann nicht – in seinem eigenen Sinne streng bleiben und höchstens Mundpflege zur Linderung anbieten? Es war doch sein eigener, mit Vehemenz vorgetragener letzter Wunsch an Sie! Wenn Sie einmal in sich hineinschauen, würden Sie nicht selbst gerne diesen belastenden Sterbeprozess Ihres Angehörigen bald „überstanden" wissen – für den Sterbenden wie auch für sich selbst? Die Begleiter, die eine derartige Situation erlebt haben, erzählten von heftigen Gefühlsreaktionen und Gefühlsschwankungen: Unsicherheit, Angst vor Versagen, Wut, Ärger, Unverständnis und Lust, alles abzubrechen.

Auch wenn Ihnen vielleicht die Problematik dieser Situation übertrieben erscheint, so können wir Ihnen versichern, dass einige Angehörige schwierige innere Kämpfe mit sich austragen mussten, um zu einer Lösung zu kommen. Wir sind sogar von Pauls Enkelin darauf hingewiesen worden, dass sie gerne im Vorhinein mehr über dieses Problem gewusst hätte. Alle Angehörigen haben – trotz anders lautender Versprechen – dem Wunsch nach Trinken entsprochen. Jedoch hat der jeweilige Sterbende entweder nichts getrunken oder nur ein Schlückchen zu sich genommen und den Rest zurückgegeben. Alle Sterbewilligen waren in der jeweiligen Phase ansprechbar und bewusstseinsklar. Waren sie auch selbstbestimmt? Sicherlich war ihnen in dieser Situation nicht klar, welche Auswirkungen dieser Wunsch für ihre Angehörigen hat. Wir sollten uns vor Augen halten, dass eine Patienten- und Vorausverfügung nur gilt, wenn die Person nicht mehr ansprechbar und zu keiner Äußerung mehr in der Lage ist. Wenn die Person aber ihren Wunsch äußern kann, müssen wir ihm entsprechen. Die Verantwortung für die Handlung, die aus dem geäußerten Wunsch entspringt, trägt in unseren Augen alleine der Sterbewillige und nicht der Begleiter. Auch als Begleiter sollten wir uns nicht so unter Druck gesetzt fühlen, denn das einmalige oder mehrmalige Trinken eines Glas Wassers wird den Sterbeprozess nicht aufhalten, wenn der Sterbewillige konsequent an den anderen Tagen sein Nicht-Trinken oder Wenig-Trinken fortsetzt.

Die letztendliche Verantwortung dafür, wie lange das Sterben dauert, ob mit mehr Flüssigkeit länger (dafür weniger quälend) oder mit weniger Flüssigkeit kürzer (dafür eventuell quälend empfundener Durst), liegt nur im Ermessen des Sterbenden und kann nicht auf den Begleiter übertragen werden.

Wir selbst hätten unserer Mutter sicherlich zu trinken gegeben, falls sie uns darum gebeten oder angebettelt hätte. Wir hatten aber auch kein solches Abkommen miteinander. Wenn jemand sprechen, seinen Wunsch formulieren kann, ist er bei Bewusstsein und entscheidungsfähig. Dann sind wir als Begleiter in der Pflicht, diesen Wunsch zu erfüllen. Es ist vielleicht nur ein liebevolles (sehnsüchtiges) Abschiednehmen des Sterbewilligen von einem Grundelement des Lebens, dem Wasser, das er so oft beiläufig zu sich genommen, aber auch sicherlich sehr oft im Leben genossen hat. Und solch ein Abschied verlangt nach einem Ritual, welches dieser letzte Schluck aus einem vollen Glas sein kann.

Das Phänomen, dass der sterbewillige Mensch neben seinem intensiven Wunsch zu sterben auch den unbewussten Wunsch zu leben in sich spürt, bezeichnet Raymond Voltz, Palliativmediziner an der Universität Köln, als „Double Awareness" (vgl. Erdogan-Griese 2014). Diese „Double Awareness", die der Sterbewillige in sich trägt, bringt ihn in Gewissenskonflikte, ebenso wie den Begleiter, der diese Ambivalenz der Gefühle, dieses „Paradoxes gleichzeitig denken", sicherlich ebenfalls spüren wird. Wie können beide damit umgehen? Elisabeth Andritsch, Mitarbeiterin in Forschung und Lehre an der Medizinischen Universität Graz, äußerte dazu folgende Worte:

> „Die Antwort erweist sich im Gelingen der Balance all dieser widerstreitenden Kräfte. Den Tod ins Auge fassen und gleichzeitig das ‚Jetzt (…) bewusst leben'. Sich auf neue, tief befriedigende Beziehungen einlassen und gleichzeitig deren Ende ins Auge fassen. Vielleicht erstmals den Geschmack eigener Vitalität kennenlernen und zugleich dessen Verlust antizipieren. Die existentielle Herausforderung für endlich lebende Menschen besteht darin, eine derartige doppelte Bewusstheit zu tolerieren, ohne Hoffnung zu verlieren und ohne die Option fallen zu lassen, dass das Leben sinnhaft sein kann." (Andritsch 2018, Seite 33 f.)

Nach Ediths Tod haben wir Susan und ihren Lebensgefährten in Norddeutschland besucht. Bei dieser Nachbesprechung gestand Susan ganz ehrlich, dass sie bei der Medikamentengabe, die mit in ihrer Verantwortung lag, oft Angst hatte, ihrer Mutter zu viele Medikamente zu geben. Die Gefahr, dass sie wieder süchtig würde, schwebte immer im Raum. Auch Edith muss wohl diese Angst vor erneuter Sucht (wie damals ihre Morphinsucht) gespürt haben. Erst das Gespräch mit meinem Mann und mir konnte ihnen die unbegründete Angst nehmen. So besteht keinerlei Suchtgefahr, wenn das Morphium nach bestimmten sorgfältigen Kriterien verordnet und eingenommen wird[5], außerdem wäre mir als Tochter ganz egal, ob meine Mutter „süchtig" stirbt oder nicht. Mein Hautaugenmerk läge auf der Schmerz- und Angstfreiheit meiner Mutter, die ich mit dem Morphiumpflaster gut erreichen könnte.

Trotz aller Probleme und Bedenken haben Susan und Edith diese große Aufgabe in unseren Augen gemeinsam bewundernswert bewältigt.

Zuvor erwähnten wir bereits den Brief von Ediths Tochter Susan an den Hausarzt, ein Schreiben von Edith, in dem sie ihre Beweggründe für die Entscheidung zum Sterbefasten darlegt, und den Fragebogen, den Ediths Lieblingspfleger im Anschluss an die Zeit des Sterbefastens ausgefüllt hat. Wir stellen sie hier zur Verfügung.

5 WHO-Stufenschema zur Tumorschmerztherapie: „Auswahl der richtigen Substanz, des richtigen Applikationsweges, einer individuellen Dosistitration sowie der Prophylaxe und Behandlung von Nebenwirkungen" (Aulbert/Nauck/Radbruch 2007, Seite 177).

Brief von Ediths Tochter an den Hausarzt

Oktober 2017

Meine Mutter Edith wird in den nächsten Wochen ihr Leben durch Sterbefasten beenden. Den Zeitpunkt legt meine Mutter fest, wenn alle offenen Fragen geklärt sind. Die Gründe für das bewusste Beenden ihres Lebens sind, dass ihre vielen Krankheiten nicht heilbar sind und sie die Beschwerden nicht länger ertragen kann. Diese Gründe wird meine Mutter Ihnen persönlich sagen bzw. aufschreiben. Wichtig ist, dass wir Sie nicht um assistierten Suizid oder gar um Sterbehilfe bitten! Wir bitten um eine gute palliative Betreuung, sobald der Sterbeprozess begonnen hat. In diesem Zusammenhang haben wir einige Fragen an Sie:

- Übernehmen Sie, als Hausarzt, die palliative Betreuung meiner Mutter? Diese Betreuung muss ihr ein gutes Sterben ohne Schmerzen, Atemnot, Übelkeit und Delir ermöglichen, z. B. durch die Verordnung von Morphium und/oder Midazolam®.
- Wenn Sie die palliative Betreuung nicht selbst übernehmen können oder wollen – schreiben Sie bitte eine Verordnung für das SAPV[6]-Team der nahen Kliniken?
- Verordnen Sie bitte für diese Tage/Wochen ein Pflegebett, welches wir über die Krankenkasse mieten können?
- Verordnen Sie bitte ab sofort ein Medikament mit Codein (Paracodin), um den quälenden Reizhusten zu lindern?
- Ist es möglich, das Medikament gegen das Restless-Legs-Syndrom (Levodopa®) anders als in Tablettenform zu verabreichen? Weil, wenn meine Mutter nicht mehr trinkt, müssen trotzdem die quälenden Symptome der unruhigen Beine und Arme gelindert werden.

Meine Tochter, Ediths Enkelin, ist examinierte Krankenschwester. Gemeinsam mit ihr werde ich meine Mutter rund um die Uhr betreuen. Der Pflegedienst wird die Körperpflege übernehmen.

---

6 SAPV: Abkürzung für spezialisierte ambulante Palliativversorgung

Sie wissen, dass meine Mutter geistig klar ist und sich der Bedeutung und des Verlaufes des freiwilligen Verzichtes auf Nahrung und Flüssigkeit voll bewusst ist. Dieser Weg ist für sie der einzige, um ihr Leben selbstbestimmt zu leben und zu beenden.

Wenn Sie Fragen an mich haben, können Sie sich per E-Mail oder unter meiner Mobilnummer an mich wenden. Auch können wir gerne einen Termin vereinbaren.

Die Beantwortung der Fragen erbitte ich schriftlich. Danke fürs Lesen und herzliche Grüße von der Tochter von Edith

Ediths Gründe für Sterbefasten

29.11.2017

Ich habe ständig Schmerzen durch die Rückgratverkrümmung und den geschädigten rechten Ellenbogen, dieser wird ständig unbeweglicher und er schmerzt immer stärker.

Morgens bin ich erschöpft, nicht ausgeschlafen und nicht leistungsfähig, habe hohen Blutdruck.

Zeitweise Benommenheit, Brustenge, zwei- bis dreimal wöchentlich Fuß- und Handkrämpfe.

Zeitweilig in der rechten Hand Krämpfe, vom Ellenbogen ausgehend Reißen nach oben und unten.

Ständiges Kribbeln in den Fingern, zeitweiliges Einschlafen der Hände und Unterarme.

„Pelzige" Gefühlsstörungen in Händen und Füßen, Taubheit der Zehen.

Nachts starker Auswurf (farblos, weißlicher Schaum) durch die Hausstauballergie, Reizhusten, schlafe dadurch erst um halb zwei bis zwei Uhr ein.

Verfärbung blaurötlich am linken Unterschenkel.

Starke Hörprobleme trotz Hörgeräten (Sprache und Musik).

Fehlende Feinmotorik der Hände (kann nicht mehr basteln).

Durch die beiden letzten Punkte keine Teilhabe am normalen Alltagsleben (was mir Freude macht) mehr möglich.

Bei allen Krankheiten austherapiert.

Fragebogen ausgefüllt von Ediths Pfleger

1. Wie bewerten Sie den Sterbeprozess bei Edith?
a) in eigenen Worten
Meiner Meinung nach hat Frau Edith den Sterbeprozess vom Anfang bis zur letzten Minute gut überstanden. Sie hatte sich schon sehr früh mit den Tatsachen auseinandergesetzt, sterben zu wollen, und informierte sich vorab durch sämtliche Bücher, was es heißt, auf Essen und Trinken zu verzichten. Durch die sehr hohe Fachkompetenz, die Frau Edith in sich trug, wusste sie ganz genau, was sie wollte und tat. Sie hatte sich schon Monate vorher über das Sterbefasten Gedanken gemacht und so fiel ihr das Sterben umso leichter, da sie wusste, wie dieser Prozess ablaufen wird. Sie bereitete sich mit ihrer Tochter zusammen gemeinsam darauf vor und ihr wurde wirklich sämtliche Angst genommen. Ihr Wille war es einfach, sterben zu wollen, es hat sie gestört, dass sie nicht mehr am Leben teilhaben konnte. Sie liebte die Gesellschaft und wenn man dann auf einmal nicht mehr zu irgendwelchen Veranstaltungen gehen kann und man nur isoliert zu Hause in der Wohnung sitzt und auf den Tod wartet und sich täglich mit seinen Schmerzen/Krankheiten auseinandersetzen muss, dann ist dieses kein Leben mehr. Und darum wollte Frau Edith ihrem Leben ein Ende setzen, schnell und schmerzfrei. Ich bin traurig darüber, dass es ihr Wunsch war zu sterben. Aber ich denke auch, dass Susan und ich, ihre liebsten Menschen, die sie gerne in ihrer Umgebung hatte, das Bestmögliche getan haben, um ihr ein angenehmes, schmerzfreies Sterben zu ermöglichen, da wir während des gesamten Sterbeprozesses bei ihr waren und ihr alle Wünsche, die sie noch hatte, in Erfüllung bringen konnten.

b) nach der Oregon-Skala: 0 = schrecklichst denkbarer Tod; 9 = friedlichst denkbarer Tod
Auf der Oregon-Skala würde ich diesem Sterbeprozess eine 9 geben. Frau Edith ist so friedlich und schmerzfrei eingeschlafen, dass es meiner Meinung nach keinen besseren und schöneren Tod hätte geben können. Es hat wirklich alles gepasst. Sie hat sich entschieden, unsere Erde zu verlassen, als ich noch bei ihr war. Und ein wirklich

besseres Zeichen kann es echt nicht geben, wenn alle Menschen, die sie geliebt hat, um sie sind, um gemeinsam Abschied zu nehmen.

2. Was waren in Ihren Augen die Hauptprobleme? Konnten Sie zusammen mit dem Arzt für eine ausreichende Symptomkontrolle sorgen?
Ihre Hauptprobleme waren, dass sie am Leben nicht mehr richtig teilnehmen konnte. Sie hörte nicht mehr so gut aufgrund ihres Alters, vergaß im Laufe der Zeit immer häufiger etwas, sie konnte ihrer Lieblingsbeschäftigung, dem Kerzengießen, nicht mehr nachkommen, da sie kein Feingefühl mehr in den Händen und Fingern hatte. Hinzu kamen ihre Zappelbeine, die ihr ständig Probleme bereiteten, dass nächtliche Husten, ihre Schmerzen im rechten Arm, Rücken und Ellenbogen, ihr hoher Blutdruck, aber auch, dass sie auf fremde Hilfe bei der Körperpflege angewiesen war. Der Arzt hat wirklich sehr gut an ihren Symptomen gearbeitet. Sie wurde mit Schmerzmedikation gut eingestellt. Sie hatte täglich Schmerzen auf der Skala von etwa 2. Ihre gesamte Medikation wurde auf das Nötigste reduziert. Im Sterbeprozess hat der Arzt alles verschrieben, was die Schmerzen im Verlauf so reduzieren.

3. Könnten Sie sich Sterbefasten als Methode für sich selbst am Lebensende vorstellen?
Da es mir jetzt noch gut geht, würde ich nie mit dem Gedanken spielen, auf Essen und Trinken zu verzichten. Ich liebe mein Leben und ich genieße wirklich jede freie Minute, die mir Gott schenkt. Es ist toll, am Leben teilnehmen zu können. Ich möchte nicht wissen, wann ich sterbe. Ich möchte dies nicht selbst in der Hand haben. Einfach aufhören zu essen und zu trinken und zu wissen, in ein paar Tagen wird es mich nicht mehr geben, nein, das möchte ich nicht. Evtl. wird sich meine Meinung im Alter noch ändern, aber derzeit steht es noch offen.

4. Ist Sterbefasten für Sie ein Suizid?
Ich sehe Sterbefasten nicht als Suizid an, es ist eher ein Ausweg, den der Mensch in meinen Augen gehen darf, wenn er wirklich aufgrund seiner körperlichen Verfassung nicht mehr in der Lage ist, aktiv am Leben mitzuwirken, und nur noch vor sich hin vegetiert und auf den Tod wartet. Wenn ein alter Mensch wirklich den Wunsch hat zu sterben, aufgrund dessen, dass keine Lebensqualität in ihm steckt, er nur noch durch Gerätschaften am Leben bleibt, dann sollte Sterbefasten wirklich in Erwägung gezogen werden.

5. Was war Ihr erster Gedanke, als Sie vom Sterbewunsch von Edith erfuhren?
Mein erster Gedanke war dabei, dass ich es nicht glauben konnte. Frau Edith hatte schon einmal das Bedürfnis geäußert, dass sie nicht mehr leben möchte, und dazu hat sie nie einen Weg eingeschlagen. Aber als dann wirklich Vorbereitungen getroffen wurden, da hab ich wirklich Gänsehaut bekommen und gedacht, die Frau meint es jetzt wirklich ernst und zieht ihre Sache wirklich durch.

6. Hatten Sie vor oder während des Pflegeinsatzes moralische oder ethische Bedenken?
Bevor das Sterbefasten bei Edith losging, hab ich mir schon Gedanken gemacht, ist das alles rechtens? Werde ich dafür bestraft, dass ich eine Person, die sterben möchte, begleite und sie nicht dabei abhalten werde? Fragen über Fragen. Aber zwischendrin hatte ich dann keine Bedenken mehr. Und ich bin froh, wie es alles abgelaufen ist und wie schön es sein kann, in Würde einzuschlafen.

7. Hat sich Ihre eigene Einstellung zu diesem Sterbeprozess aus der Sicht von heute durch den zeitlichen Abstand verändert?
Meine Einstellung hat sich von dem Zeitpunkt, als Frau Edith sterben wollte, bis heute nicht geändert.

8. Haben Sie sich zu Beginn des Pflegeeinsatzes bemüht gefühlt, der zu Pflegenden ihr Vorhaben auszureden?
Ich habe nie versucht, Frau Edith etwas auszureden. Ihr Wunsch war es zu sterben und ihren Leiden ein Ende zu setzen. Ich war bereit zu sagen, dass ich sie dabei unterstützen werde, weil ich Frau Edith in meiner Zeit als Pfleger wirklich sehr lieb gewonnen habe. Sie war wie eine Oma für mich.

9. Gibt es für Sie Grenzen der Selbstbestimmung?
Für mich ist die Grenze der Selbstbestimmung erreicht, wenn ich geistig nicht mehr in der Lage bin, über mich selber, über mein Leben zu entscheiden.

10. Ist die verbleibende Zeit eine, die man für alle Seiten wertvoll nutzen kann?
Ja, man sollte die Zeit wirklich nutzen, solange man es noch kann. Während des Sterbeprozesses wurde die komplette Aufmerksamkeit auf Frau Edith gelenkt. Wir sind auf alle ihre Wünsche eingegangen, es wurde alles getan, was Frau Edith immer noch mal machen wollte. Als das Sterben dann langsam begann und wir nicht mehr viel für sie machen konnten, waren wir einfach bei ihr. Haben sie berührt, dass sie unsere Nähe spürt. Es wurde gesungen. Sie sollte nie das Gefühl haben, alleine zu sein.

2.2 Begleitung von Johanna durch ihre Tochter: „Eine erfüllte Zeit"

Name: Johanna
Alter: 92 Jahre
Sterbeort: Wohnung von Tochter und Schwiegersohn
Begleitung: durch die Tochter
Beweggründe: lebens- und leidenssatt
Bekannte Erkrankungen: zerebral-vaskuläre Insuffizienz (Durchblutungsstörungen im Gehirn) mit zeitweisen Verwirrtheitszuständen, Osteoporose
Vorbereitung: Gespräche mit der Tochter, Beschaffung von Literatur
Dauer des Sterbeprozesses: zwölf Tage
Hauptproblem: Unruhezustände
Ärztliche Versorgung: Hausarzt
Pflegedienst: nicht erforderlich
Bewertung des Sterbeprozesses: eine erfüllte Zeit, ein „Geschenk"
Bewertungsskala: 0 = schrecklichst vorstellbarer Tod; 9 = friedlichst vorstellbarer Tod
Bewertung durch die Tochter: 9

Johanna, 92 Jahre alt und die Mutter unserer Protokollschreiberin, leidet seit Längerem an einer zerebral-vaskulären Insuffizienz, einer gefäßbedingten Minderdurchblutung des Hirns, die mit kognitiven Defiziten und Schwindel bis hin zu akuten neurologischen Ausfällen einhergehen kann. Diese Erkrankung wird in vier Stadien eingeteilt, wobei Johanna Stadium zwei hat, was bedeutet, dass die Rückbildung der Symptome von einer Stunde bis zu einer Woche dauern kann. Zwischen diesen Verwirrtheitszuständen, die unregelmäßig häufig und unterschiedlich schwer auftreten, ist Johanna völlig klar und entscheidungsfähig. Anfang Mai 2018 beginnt die Tochter ein Protokoll.

Bitte senden Sie mir:

O ____ Exemplar/e des *Dr. med. Mabuse* – kostenlos zum Kennenlernen
O ____ Verlagsprospekt/e
O ____ Buchkatalog/e für alle Gesundheitsberufe
O ____ Buchkatalog/e Schwangerschaft, Geburt und erste Lebensjahre

Ich möchte folgenden Newsletter erhalten:

O Neuerscheinungen und Angebote für alle Gesundheitsberufe
O Neuerscheinungen und Angebote für Hebammen und junge Eltern

Ich interesse mich für eine **finanzielle Beteiligung** als Stiller Gesellschafter im Mabuse-Verlag.

O Bitte senden Sie mir einen Beteiligungsprospekt.

Bitte einsenden oder faxen an:
Mabuse-Verlag • Postfach 90 06 47 • 60446 Frankfurt • Fax: 069-70 41 52

____
Vorname / Name

____
Straße / Nummer

____
Postleitzahl / Ort

____
Telefon- / Faxnummer

____
E-Mail

____
Beruf (freiwillige Angabe, damit wir Ihnen gezieltere Informationen zukommen lassen können)

Dieses Faltblatt fand ich in ....

01.05.2018

Mama zieht bei uns ein. Sie war in den Tagen zuvor oft und zunehmend heftiger verwirrt. Ein Verbleib in der eigenen Wohnung ist nicht mehr möglich. Der Hausarzt verschreibt Melperon®-Lösung[7] (25 mg/5 ml).

Anfang Mai 2018

Mama äußert mir gegenüber immer wieder den Wunsch zu sterben, wir reden auch über Sterbefasten.

22.05. bis 03.06.2018

Während wir für ein paar Tage mit den Enkeln am See sind, ist Mama in der stationären Kurzzeitpflege. Sie sieht schreckliche Pflegefälle, was sie zutiefst berührt.

07.07.2018

Mama hat über Nacht ein riesiges Hämatom am rechten Oberschenkel bekommen, welches so schmerzhaft ist, dass sie das Bein nicht mehr bewegen kann. Wir reiben es mit Heparin®-Gel[8] ein.

09.07.2018

Mama wird ins Krankenhaus überwiesen, weil ein Bruch wegen Osteoporose nicht auszuschließen ist. Es ist glücklicherweise kein Bruch. Ich nehme sie wieder mit nach Hause.

19.07.2018

Sie leidet unter einer Durchblutungsstörung im Gehirn, weiß ihren Namen nicht und erkennt auch mich nicht mehr. Der Notarzt nimmt sie mit ins Krankenhaus. Wir sind froh, dass sich ihr Zustand schon nach ein paar Stunden bessert. Trotzdem bleibt sie

---

7 Melperon®-Lösung ist ein Psychopharmakum, das bei Schlafstörungen, Verwirrtheitszuständen, psychomotorischer Unruhe und Erregungszuständen eingesetzt wird, insbesondere bei Patienten der Geriatrie und Psychiatrie.

8 Heparin®-Gel dient der unterstützenden Behandlung bei akuten Schwellungszuständen nach Prellungen und Blutergüssen.

dort drei Tage zur Überwachung. Zu Hause ist sie wieder ganz klar. Mama leidet sehr unter ihren Verwirrtheitszuständen und hat mir gestanden, dass ihr die Übergänge von normalem Zustand in die Verwirrungszustände zunehmend Angst und Panik machen: „Es ist ganz furchtbar!"

21.07. bis 23.07.2018
Mama ist wieder verwirrt, ich gebe ihr 5–10 ml Melperon®. Danach schläft sie viel.

Ende Juli bis Anfang August
Mama ist verzweifelt. Wie soll das mit ihr weitergehen, wenn die Verwirrtheitszustände weiter zunehmen sollten? Mama will immer wieder mit Sterbefasten beginnen. Ich hindere sie daran, weil ich noch nicht ausreichend darüber informiert bin. Wie geht Sterbefasten? Wie kann Mama das durchhalten und wie kann ich mich überhaupt auf die Begleitung vorbereiten? Ich nehme mir vor, mich genauer zu informieren. Aber ich muss mich auch erst einmal mit dem Gedanken, dass sie sterben will, „anfreunden".

Mitte August
Ich besorge mir Literatur zum Thema Sterbefasten: die Bücher „Sterbefasten" von Christiane zur Nieden und „Ausweg am Lebensende" von Chabot/Walther.

23.08.2018
Mama ist am Abend erheblich verwirrt – ich gebe ihr 10 ml Melperon®. In den Morgenstunden stürzt sie aus dem Bett auf das Gesicht, dass sie sich dabei so stark verletzt und sofort ins Krankenhaus eingeliefert werden muss. Sie wird an der Augenbraue genäht und hat eine leichte Hirnblutung.

23.08. bis 28.08.2018
Krankenhausaufenthalt – währenddessen ist sie komplett verwirrt. Wie soll es weitergehen?

28.08. bis 18.09.2018

Verlegung in die Kurzzeitpflege. Die Verwirrungen dauern bis zum 31. August an. Was für eine schlimme Zeit für Mama und auch uns.

20.09.2018

Als Mama sich an diesem Tag zum Sterbefasten entscheidet, ist sie seit drei Wochen völlig klar. Sie ist fest entschlossen, jetzt sterben zu wollen, da sich kontinuierlich eine Verschlechterung ihres Gesundheitszustandes zeigt und eine Verbesserung – besonders in ihrem hohen Alter unmöglich ist.

23.09.2018

Mama informiert ihre vier Enkel über ihren Entschluss. Diese können ihn gut nachvollziehen, da sie ebenfalls die sich häufenden Verwirrtheitszustände ihrer Großmutter mit den schmerzhaften Folgen mit Sorge verfolgt haben.

24.09.2018

Mama hat vor, am 1. Oktober mit Sterbefasten zu beginnen. Deshalb schreibe ich Familie zur Nieden eine E-Mail, um eventuell noch weitere Pflegetipps zu erhalten. Ich nehme Kontakt zum Hausarzt auf. Er glaubt noch nicht recht, dass sie den Verzicht auf Nahrung und Flüssigkeit wirklich durchziehen will. Sie solle erst einmal damit anfangen; dann würde er ihr auch bei Schmerzen helfen. Es ist das erste Mal, dass unser Hausarzt solch einen Fall in seiner Praxis kennenlernt.

25.09.2018

Ich besorge schon einmal Mund- bzw. Schleimhautpflegeprodukte in der Apotheke.

Tagebuch der Begleitung beim Sterbefasten

1. Tag, 26.09.2018

Mama frühstückt zunächst wie immer. Nach dem Waschen setzt sie sich mit der Zeitung an den Tisch. Plötzlich wird es ihr schwindlig und schummrig. Sie schleppt sich, ohne Hilfe zu holen, ins Bett. Ich sage ihr, wie gefährlich das war. In ihr kommt plötzlich die Angst hoch, dass die Verwirrungen wieder anfangen könnten, und so entschließt sie sich, sofort mit dem Fasten zu beginnen. Es ist 11:00 Uhr. Ich gebe ihr die geringste Dosis des Abführmittels. Wir beginnen sofort mit der Mundpflege. Es ist heute sozusagen ihr erster Sterbefastentag!

Einschub:
So vollzieht ihre Tochter täglich festgelegte Rituale mit ihrer Mama.

Morgens und abends: Zähneputzen mit weicher Bürste, Zunge mit Zungenbürste abreiben, mit Chlorhexamed® spülen. Außerdem Ganzkörperpflege: entweder duschen oder waschen, einölen und massieren. Tagsüber Mundpflege: etwa alle 20 bis 30 Minuten, längstens 45 Minuten Mundbefeuchtung, abwechselnd mehrere Hübe aus dem Zerstäuber (z. B. Kamillentee) oder etwa vier Sprühstöße des Speichelersatzpräparates, immer wieder lutschen lassen an Lemon-Glycerin-Wattestäbchen und bei jeder zweiten bis dritten Mundbefeuchtung außerdem Nasenspray und Augentropfen verabreichen. Ab und zu eine Teelöffelspitze Butter oder Kokosöl, mehrmals auch Lippen und Nasenunterseite einfetten mit Vaseline. Bei längeren Phasen im Bett mehrmals Einreibungen mit Franzbranntwein.

2. Tag, 27.09.2018
Mama fährt morgens mit dem Rollator ins Bad. Ihr geht es sehr gut. Sie fühlt sich wohl und ist erleichtert, diese Entscheidung getroffen zu haben. Der Hausarzt verschreibt vorsorglich Fentanyl®-Pflaster[9] (12 µg) und Diazepam®-Zäpfchen[10] (10 mg). Sie hat den ganzen Tag kein Hunger- und Durstgefühl. Sie kann nicht einschlafen – ihr Leben passiert Revue. Ich setze mich zu ihr und wir reden bis 24:00 Uhr. Dann schläft sie, die Nacht verläuft ruhig.

---

9 Fentanyl®-Pflaster sind transdermale Pflaster zur Anwendung bei chronischen Schmerzen, die nur mit Opioid-Analgetika ausreichend behandelt werden können.

10 Diazepam®-Zäpfchen dienen der Behandlung von akuten und chronischen Spannungs-, Erregungs- und Angstzuständen.

3. Tag, 28.09.2018

Sie fährt morgens wieder mit dem Rollator ins Bad. Sie fühlt sich sehr wohl und entspannt, den ganzen Tag kein Hunger- und Durstgefühl. Wasserlassen zweimal am Tag. Abends lange Gespräche über ihre Jugend und Hochzeit. Guter Schlaf in der Nacht.

4. Tag, 29.09.2018

Mama geht es sehr gut, sie ist äußerst zufrieden und glücklich. Sie spricht sehr viel über ihre Jugendzeit. Wir hören ihr Hochzeitslied auf CD, sie singt mit. Der Enkel schaut mit ihr Fotoalben an und Oma redet viel. Die Nacht ist ruhig.

Einschub:

Mail der Tochter an uns

Recht herzlichen Dank für die Zusendung Ihrer wertvollen Infomaterialien. Ja, Ihr Buch habe ich gelesen und auch das von Chabot/Walther, aber ich dachte, dass zusätzliche neue Tipps zur Mundpflege hilfreich für uns sein könnten, und habe sie deshalb angefordert. Für mich und auch für unseren Hausarzt ist es das erste Mal, solch einen Prozess zu begleiten. Wir sind im vierten Tag und bisher verläuft alles ruhig und sehr entspannt. Sollte jedoch etwas aus dem Ruder laufen, so ist es sehr beruhigend zu wissen, dass ich Ihre Telefonnummern im Notfall in Anspruch nehmen darf. Dies ist ein großartiges Angebot, vielen lieben Dank.

5. Tag, 30.09.2018

Sie kann morgens nicht mit dem Rollator ins Bad, ihr ist es etwas schummrig. Wir nehmen den Duschstuhl. Der Urin färbt sich etwas dunkler und riecht intensiver. Heute will sie nicht am Tisch sitzen. Ihr ist schwindlig. Sie fühlt sich müder als bisher und bleibt im Bett. Als Besuch kommt, verfliegt die Müdigkeit. Unermüdlich erzählt sie und ist dabei sehr heiter. Frau zur Nieden ruft mich an. Wir sprechen ausführlich über Pflegetipps und medizinische Aspekte. Den ganzen Tag hat Mama weder Hunger noch Durst.

6. Tag, 01.10.2018

Wir fahren mit dem Duschstuhl ins Bad. Es geht ihr sehr gut. Sie hat auch heute keine Hunger- und Durstgefühle. Zweimaliges Wasserlassen, intensiver Geruch. Sie hört noch mal ihr Hochzeitslied und ist erstaunlich gesprächig. Die Nacht ist ruhig.

7. Tag, 02.10.2018

Heute setzt sie sich wieder an den Tisch. Mama fühlt sich glücklich und zufrieden und hat keinerlei Hunger- oder Durstgefühl. Wir schauen Heimatbücher an. Zum ersten Mal klagt sie über Herzstolpern und Unruhezustände. Ich gebe ihr 20 ml der Melperon®-Lösung. Sie will aber auf keinen Fall durch die Flüssigkeitsaufnahme ihren Sterbeprozess stören. Beruhigende Worte und das Festhalten ihrer Hände helfen, bis die Tropfen wirken. Schnell tritt Erleichterung ein und sie kann wieder einschlafen.

8. Tag, 03.10.2018

Morgens ist flüssiger Stuhl in der Windel. Sie ist zu schwach, deshalb wasche ich sie im Bett. Unruhe kommt wieder auf. 15 ml Melperon® helfen. Mama sagt: „Ich bin froh, dass ich das gemacht habe. Ich habe keinen Hunger und keinen Durst!“ Mama döst vor sich hin. Mehrmals am Tag wechseln wir ihre Lage im Bett, um ein Wundliegen zu verhindern. Den Besuch der Enkelkinder wünscht sie nicht mehr, denn sie möchte so in deren Erinnerung bleiben, wie sie sich verabschiedet hatten. Am Nachmittag kommt noch einmal Unruhe auf, weitere 15 ml Melperon® bringen schnell Erleichterung und sie schläft ein. Am Abend gebe ich ihr ein Zäpfchen Diazepam®, worauf sie nach einer halben Stunde tief schläft. Die Nacht verläuft ruhig.

9. Tag, 04.10.2018

Um 6:00 Uhr kommt die Unruhe wieder. 15 ml Melperon® helfen. Heute ist sie deutlich schwächer und das Sprechen fällt ihr schwer. Ich wasche Mama im Bett. Der Vertretungsarzt verschreibt Tavor®

Expidet®[11] (sich im Mund auflösende Plättchen) zur Nacht. Zur besseren Pflege im Bett kaufen wir ein Pflegehemd. Tagsüber genießt sie mehrere Einreibungen mit Franzbranntwein und wird öfter umgebettet. Mithilfe der Medikamente ist Mama sehr entspannt und schläft fast den ganzen Tag, aber sie ist jederzeit ansprechbar und schmerzfrei. Mittlerweile nickt sie nur noch oder schüttelt mit dem Kopf, wenn ich sie frage. Beim abendlichen Zähneputzen lachen wir viel.

10. Tag, 05.10.2018

Es ist 4:00 Uhr nachts, Mama ruft mich, denn sie wird wieder unruhiger. Auf die Frage, was sie brauche, antwortet sie: „Dich!", und will außerdem festgehalten werden. Wir drücken uns, und ich versuche, ihr Kraft zuzusprechen. Ich gebe noch ein Tavor®-Plättchen, welches Ruhe und Schlaf bringt. Beim heutigen Morgenritual können wir die Zähne nicht mehr putzen. Als ich sie wasche, schüttelt sie mir die Hand. Ich frage sie, ob dies „Danke" bedeutet. Da nickt Mama mit einem zufriedenen Gesichtsausdruck. Ich bedanke mich bei ihr, umarme sie und verspreche ihr, sie auf ihrem Weg zu begleiten und Sorge dafür zu tragen, dass es ihr möglichst gut dabei gehe. Heute nehme ich das Angebot der Familie zur Nieden an, jederzeit anrufen zu können, wenn ich Rat suche. Ein wunderbares und für mich beruhigendes Gespräch hilft mir, die Dosierung der Tavor®-Plättchen und den Einsatz des Fentanyl®-Pflasters besser einschätzen zu können. So gebe ich ihr um 12:00 Uhr zwei Tavor®-Plättchen und klebe ihr ein Schmerzpflaster auf, um auch eventuell aufkommenden Liegeschmerzen entgegenzuwirken. Tagsüber reibe ich sie mehrmals mit Franzbranntwein ein.

11. Tag, 06.10.2018

Die Nacht verläuft ruhig, sie schläft tief, ist aber nicht mehr ansprechbar. Es wird immer schwieriger, ihren Mund zu befeuchten, denn sie hustet anschließend. Damit sich aber die Plättchen auflösen, muss

---

11 Tavor® Expidet® dient zur Behandlung von Angst-, Spannungs- und Erregungszuständen und dadurch bedingten Schlafstörungen.

ich die Mundschleimhaut befeuchten. So sprühe ich nur noch in die Backentaschen. Am Morgen muss die Windel gewechselt werden. Der Urin hat sich dunkelbraun gefärbt. Auf die Einreibungen reagiert sie nicht mehr. Die Atmung wird recht flach.

12. Tag, 07.10.2018

Die Nacht verläuft, mit flacher Atmung, ruhig. Mama befindet sich im Tiefschlaf. Am Morgen muss die Windel erneut gewechselt werden, der Inhalt ist sehr dunkel. Um die Mittagszeit wird die Atmung immer flacher und hört um 14:50 Uhr ganz auf.

Sie ist jetzt am Ziel ihres Lebensweges angekommen.

Die Begleitung dieses Sterbeweges war für mich eine große Herausforderung, denn meine Mama hatte ein blindes Vertrauen in mich, dass ich die richtigen Entscheidungen treffen würde. Die Verantwortung für einen guten Verlauf von Mamas Sterben lag damit in meinen Händen und lastete hin und wieder schwer auf meinen Schultern. Ich hatte manchmal Ängste, dass etwas aus dem Ruder laufen und Mama in ein Delirium fallen könnte, was ja aufgrund ihrer Vorgeschichte nicht von der Hand zu weisen war. Außerdem wurde in den Packungsbeilagen der verschriebenen Medikamente immer wieder auf die Gefahr auftretender Verwirrungszustände hingewiesen. Die richtige Dosierung dieser Medikamente war für mich als Laie recht schwierig. Daher war ich äußerst dankbar, dass ich immer wieder mit Familie zur Nieden sprechen konnte. Ihr telefonischer Beistand und Rat brachte mir Erleichterung und mehr Sicherheit im Umgang mit den Medikamenten. Anmerken möchte ich, dass mir mein lieber Mann bei der gesamten Sterbebegleitung helfend und unterstützend zur Seite stand. Seine moralische Stütze befreite mich immer wieder aus meinen emotionalen „Tiefs".

Abschließend betrachtet war diese Art der Sterbebegleitung zwar anstrengend für uns alle, jedoch sind wir sehr dankbar dafür, dass wir die Möglichkeiten hatten, Mama würdevoll zu begleiten und verabschieden zu dürfen. Diese letzten zwölf Tage waren für uns eine wertvolle Zeit und ein Geschenk zugleich.

Nachbetrachtung

Die Tochter schildert uns, dass ihre Mutter während der gesamten Zeit immer gut gelaunt ist, sich wohlfühlt und glücklich ist, die Entscheidung fürs Sterbefasten getroffen zu haben. Bis zum siebten Tag sei die Stimmung ihrer Mutter sogar regelrecht euphorisch (zum Zustand der Euphorie siehe Borasio 2011, Seite 110) gewesen. Auch wenn die Enkel am Bett sitzen und zeitweilig weinend Abschied von Großmutter nehmen, ist sie es, die die Enkel tröstet und ihnen Kraft und Zuspruch gibt. Bei den vielen Gesprächen am Bett bietet sich die ausgezeichnete Möglichkeit, neben dem Zuhören auch Fragen an die Sterbenden, hier die Mutter und Großmutter, zu stellen, über Dinge, die man immer schon mal wissen wollte. Was möchte ich noch aus Mutters und Großmutters Leben wissen, bevor sie für alle Zeiten die Augen und den Mund verschließt und eventuell niemand mehr aus der Generation da ist, mir ungeklärte Fragen zu beantworten.

Johannas Tochter hat zusammen mit ihrem Mann und den Enkeln ihre Mutter bewundernswürdig begleitet. Verständlich war ihre Unsicherheit und Angst vor zusätzlichen Verwirrtheitszuständen, wie sie fürs Sterbefasten in der Literatur häufig angekündigt werden. Bei unseren Begleitungen sind keine schweren Verwirrtheitszustände beim Sterbefasten aufgetaucht. Es waren kleine, kurze Halluzinationen (eher „Delirchen“), die aber sofort verschwanden, wenn man mit Ruhe auf den Sterbenden einging. Es mag nicht ausgeschlossen sein, dass so etwas passieren kann, aber die Episoden, die uns beschrieben wurden, waren alle harmlos, vorübergehend und gut zu händeln – sowohl für den Begleiter als auch für den Sterbenden selbst. Diese schienen fast nie darunter zu leiden, sondern empfanden den Zustand mehr wie das Nachspüren nach einem Traum; manchmal angenehm, manchmal etwas befremdlich. Johannas Tochter fand das Mittel Melperon®, das sie schon sehr wirkungsvoll bei Johannas Verwirrtheitszuständen eingesetzt hatte, auch beim Sterbefasten hilfreich.

Bisher können wir aufgrund der Auswertung der von uns begleiteten Fälle nur leichte Halluzinationen bestätigen. Wir haben keine

Halluzination beobachtet, die sich zu einem bedrohlichen Delir entwickelt hat.[12]

Des Weiteren ist bei dieser Begleitung die Tatsache beachtlich, dass Johanna nie über Hunger vor allem nie über Durst geklagt hat, egal wie weit der Prozess fortgeschritten war. Wir haben noch nie solch ein vorbildliches Einhalten von Mundpflege erlebt. Die Tochter ist immer an der Seite ihrer Mutter und lässt keine Möglichkeit zur Mundpflege aus. Auch die kurzen Abstände und Zeitintervalle von Pflegemittelanwendungen sind bemerkenswert. Selbst nachts stellt sich die Tochter den Wecker – nur in etwas größeren Zeitabständen. Das war sicherlich ein herrliches Geschenk für die Mama, so umsorgt zu werden. Dazu die Tochter: „Mit der Mundhygiene gebe ich mir sehr viel Mühe, weil ich um die Wichtigkeit weiß." Es ist zu vermuten, dass das fehlende Durstgefühl an der guten, besonders häufig durchgeführten Mundpflege lag. Oder lag es am hohen Alter (92 Jahre) oder am Zusammenspiel beider Tatsachen? Eines ist sicher, es handelt sich um eine engagierte Tochter ohne medizinisches Fachwissen, die eine professionelle, außergewöhnlich gute Mundpflege durchgeführt und ihre Mutter liebevoll gebettet und gepflegt hat. Sterbefasten, liebevoll und fürsorglich zu Hause begleitet, bedeutet eben keine pflegerische und medizinische Herausforderung. Sie kann auch gut von engagierten, angeleiteten Laien geleistet werden. Es handelt sich eher um eine psychische und physische Herausforderung für die Begleiter, die aber durch die gute

12 Es ist unbestritten, dass es bei einer fast gänzlichen Flüssigkeitsreduktion zu deliranten Zuständen kommen kann. Die Episoden, die uns geschildert wurden und die wir bei unserer Mutter miterlebt haben, lassen aber nicht angstmachend von einem Delir, sondern eher von einem „Delirchen" sprechen. Und die Tatsache, dass ein Delir auch (in seiner heftigsten Ausprägung) tödlich verlaufen kann, ist beim Sterbefasten unerheblich, da das Sterben beabsichtigt ist. Die Unruhe, Agitiertheit (wie bei Edith, siehe Kapitel 2.1., Seite 25) und die kurzen verwirrten optischen und verbalen Symptome (wie bei Johanna und unserer Mutter), die für ein Delir sprechen können, lassen sich gut mit der Gabe eines Beruhigungsmittels oder mit alleiniger Anwesenheit eines Begleiters und dessen „sanfter, konstanter, verlässlicher Nähe" (Servan-Schreiber 2012, Seite 95) gut in den Griff bekommen.

Stimmung und die wertvolle gemeinsame Zeit zu einem Gelingen führt.

Ebenso wurde in dieser Begleitung die Möglichkeit, uns als Gesprächspartner für das Thema Sterbefasten kontaktieren zu können, als besondere Beruhigung und Bereicherung empfunden. Dabei war bei dieser Begleitung gar nicht viel „Einsatz" von unserer Seite notwendig, eigentlich nur ein paar Mails und einige Telefonate. Warum wir diese Hilfe auch so gerne anbieten, ist die Tatsache, dass sich in kurzer Zeit eine so offene und herzliche Beziehung zu den betroffenen Angehörigen entwickeln kann, die wertvoll und bereichernd für beide Seiten ist. Es braucht nicht viel dazu: Zuhören, eine offene, nicht moralisch wertende Einstellung zum Sterbewunsch und etwas Zeit, um sich auf diesen Fall einzulassen. Es ist kein Hexenwerk!

2.3 Begleitung von Detlev durch seine Ehefrau: „Das ist mein Weg!"

Name: Detlev
Alter: 84 Jahre
Sterbeort: gemeinsame Wohnung mit Ehefrau
Begleitung: ausschließlich durch Ehefrau
Beweggründe: lebens- und leidenssatt (selbstständiges Leben immer eingeschränkter), zweiter Schlaganfall, Verweigerung jeglicher Therapie, Selbstbestimmung
Bekannte Erkrankungen: Morbus Parkinson (Schüttellähmung), Zustand nach Schlaganfall, Sehminderung durch Augenmuskellähmung
Vorbereitung: eigene Erfahrungen als Sterbebegleiter, Beschaffung von Literatur, Gespräche mit Ehefrau und einem Seelsorger, Informationen an den Hausarzt
Dauer des Sterbeprozesses: 37 Tage, die letzten fünf Tage bettlägerig
Hauptproblem: Durst, erst ab dem fünften Tag als quälend empfunden, dann wieder täglich getrunken (bis 1000 ml täglich), ab dem 31. Tag die Flüssigkeitszufuhr wieder eingestellt
Ärztliche Versorgung: Hausarzt hält sich im Hintergrund, es wurde kein Hausbesuch angefordert, Medikamentenverordnung erfolgte zeitnah und ausreichend.
Pflegedienst: nicht angefordert
Bewertung des Sterbeprozesses: selbstbestimmt, wertvolle Zeit, wichtige Gespräche
Bewertungsskala: 0 = schrecklichst vorstellbarer Tod; 9 = friedlichst vorstellbarer Tod
Bewertung durch Ehefrau: 7

„Mein Mann hat schon vor 30 Jahren zu mir gesagt: ‚Wenn ich mal nicht mehr leben will, höre ich auf zu essen!'" Mit diesem Satz, den wir in unserem Gesprächsprotokoll notieren, beginnt die Ehefrau über ihren verstorbenen Ehemann Detlev zu sprechen, als wir ihr im April 2018 in ihrer kleinen Wohnung zum Gespräch gegenübersitzen. „Wir haben uns viel in unseren 30 Ehejahren über das Thema Tod und Sterben unterhalten. ‚Ich habe so ein gutes Leben gehabt, so eingeschränkt, wie ich jetzt lebe, will ich nicht weiterleben', hat er immer gesagt."

Im November 2016 hatte er einen ersten kleinen Schlaganfall erlitten, mit Schwindel und Verwirrtheit, der sich ohne Lähmungserscheinungen und ohne große Folgen ganz zurückbildete. Am 4. Juli 2017 ereignete sich ein zweiter schwerer Schlaganfall, welcher zur Einweisung ins Krankenhaus führte. Ihr Mann hielt es dort nur einen Tag lang aus: „Er war vollkommen verkabelt! Er konnte zwar noch sprechen, war aber sehr geschwächt. Detlev sagte zu mir: ‚Ich glaube, es ist jetzt so weit! Nicht noch mal eine Nacht hier im Krankenhaus, sonst springe ich vom Hochhaus!'"

Gegen ärztlichen Rat erfolgte die Entlassung nach Hause. Dort zeigten sich dann die schweren Folgen des Schlaganfalles. Er konnte sich nicht mehr selbst anziehen. Die Uhr konnte er nicht mehr lesen, den Fernseher nicht mehr eigenhändig anschalten und vor allem konnte er nicht mehr den Herd anstellen. Und das, obwohl er immer derjenige war, der für sie beide kochte. Seit circa zehn Jahren hatte er Symptome, die auf einen Morbus Parkinson hinwiesen. Seine Bewegungen wurden langsamer, er entwickelte einen Tremor, vor allem die Hände zitterten, und seine Schrift wurde kleiner. Er wollte dagegen aber keinerlei Medikamente einnehmen und lehnte auch eine ärztliche Abklärung der Symptomatik vehement ab. Von Beruf war er Kameramann gewesen und hatte für einen Fernsehsender gearbeitet. Wegen zunehmenden Augenproblemen war er später nur noch zweiter Kameramann. Er hatte Probleme beim Lesen. So war es ihm zuletzt nur noch mit einer einseitigen Augenklappe möglich, die Zeitung oder ein Buch zu lesen. Bis einen Tag vor seinem zweiten Schlaganfall konnte er aber noch Fahrrad fahren. Er sagte immer zu ihr: „Wenn ich nicht mehr Fahrradfahren kann, will ich auch nicht mehr leben!" So sehr liebte er es, gemeinsam mit ihr auf Radtouren die Umgebung zu erkunden. Er war ein lustiger, lebensfroher und entschlussfreudiger Mann.

Beide waren in den letzten Jahren ehrenamtlich als Hospizbegleiter aktiv. So war das Thema Lebensende häufig Gegenstand ihrer Gespräche. Gemeinsam hatten sie über eine rechtliche Absicherung am Lebensende gesprochen und jeweils eine Patientenverfügung sowie eine gegenseitige Vorsorgevollmacht ausgestellt. Auch über ihre Beerdigung hatten sie oft gesprochen und für sich beide beschlossen, ihren Leichnam nach dem Ableben für medizinische Zwecke zu überstellen und dieses bereits vertraglich geregelt. Beide hatten gemeinsam das Heilfasten erprobt, über viele Jahre immer mal wieder für zehn Tage Säftefasten gemacht. Unser Buch „Sterbefasten" war ihm von jemandem empfohlen worden, woraufhin er es kaufte und las. Danach wusste er: „Das ist mein Weg!" Daraufhin las auch sie das Buch und sprach mit ihm darüber. So kamen sie zur Übereinstimmung, dass er 14 Tage nach dem Schlaganfall mit dem Sterbefasten beginnen wollte.

Detlev: „Ich kann den Weg nur gehen, wenn du mitmachst."

Ehefrau: „Ich bleib an deiner Seite."

Detlev: „Ich glaube auch, dass es bei mir schnell gehen wird."

Schriftliches Gedächtnisprotokoll der Ehefrau:

1. Tag, 24.07.2017

Heute hat Detlev zum letzten Mal gegessen, Gabe von Glaubersalz zum Abführen, ab Nachmittag nichts mehr getrunken.

2. Tag, 25.07.2017

Ein normaler Tag ohne Essen und Trinken. Wir meditieren, duschen, machen unsere Yoga-Übungen.

3. Tag, 26.07.2017

Keinen Hunger, keinen Durst verspürt, viel geschlafen, normales Alltagsprogramm.

4. Tag, 27.07.2017

Ich fahre mit dem Rad zur Hausarztpraxis, besorge Schmerz- und Schlafmittel, sehr großer Durst! Wir feuchten einen Waschlappen an, an dem er saugt.

5. Tag, 28.07.2017
Detlev klagt über Schmerzen in den Gelenken. Ich habe Schwierigkeiten, das gestern verordnete Fentanyl®-Pflaster auf seinen Rücken zu kleben. Wir fahren mit dem Taxi in die Praxis, wo ich noch einmal in die Klebetechnik eingewiesen werde. Ich bin so dankbar, es wirkt! Detlev hat keine Unruhe, keine Schmerzen am Abend. Nur viel Durst. Mit einer kleinen Sprühflasche habe ich den Mundraum gesprüht.

6. Tag, 29.07.2017
Es war eine ruhige Nacht. Er hat sehr viel geschlafen. Abends hat er getrunken, weil der Durst für ihn nicht auszuhalten war. Auch sein Hobby, gerne klassische Musik und Jazz zu hören, lehnt er völlig ab. Nichts kann ihn ablenken.

7. bis 10. Tag, 30.07. bis 02.08.2017
Weiterhin nichts mehr gegessen, aber tägliche Flüssigkeitseinnahme, manchmal bis zu einem Liter pro Tag. Tägliche Spaziergänge im Park.

11. bis 15. Tag, 03.08. bis 07.08.2017
Er träumt viel: von Kuchen und einem Zug, den er verpasst. Wir sitzen auf unserer Parkbank und führen lange Gespräche.

16. bis 17. Tag, 08.08. bis 09.08.2017
Detlev friert in dieser Zeit sehr. Seine Stimme wird schwächer. Erstaunlich ist es, dass er noch ganz alleine nach den Yoga-Übungen wieder vom Boden hochkommt. Er isst doch schon so lange nicht mehr!

18. bis 21. Tag, 10.08. bis 13.08.2017
Die Gleichgewichtsübungen beim Yoga klappen nicht mehr. Er hat eine Schlaftablette eingenommen, da er nicht mehr gut schlafen kann. Ist es eventuell diese eine Tablette, die ihn verwirrt werden lässt? Sein Gang ist heute unsicher und als er zur Toilette gehen will, geht er zur Haustür raus.

22. bis 26. Tag, 14.08. bis 18.08.2017
Auch lesen und fernsehen scheinen nicht mehr zu gehen. Detlev spürt ganz plötzlich heftige Zahnschmerzen. Wir machen uns Sorgen, wie wir es zum Zahnarzt schaffen können. Aber am nächsten Tag sind die Schmerzen wie weggeblasen.

27. bis 31. Tag, 19.08. bis 23.08.2017
Mit meiner Hilfe schafft es Detlev noch zu duschen, er braucht häufiger Schlafphasen. Detlev verspürt heute etwas Übelkeit.

Einschub:
Nach bisher 31 Tagen Dauer des Sterbefastens macht sich eine gewisse Ratlosigkeit bei der Ehefrau und auch bei Detlev breit. Der Sterbeprozess ihres Mannes war aus ihrer Sicht zum Stillstand gekommen. Einerseits hatte sie das Bedürfnis, sich Rat einzuholen, andererseits wollte sie sich auch mit anderen Menschen, welche über Erfahrung in einer solchen Situation verfügen, austauschen. In ihrem Tagebuch schreibt sie am 22. August: „Ich will einen Bericht geben über meine Erfahrungen, das kann bestimmt nicht schaden." Sie ruft noch am selben Tag den Mabuse-Verlag in Frankfurt an und bittet dort um einen Rückruf von mir. Am nächsten Tag rufen wir gemeinsam als Ehepaar zurück. Es ist für uns ein sehr schönes und intensives Telefonat. Wir spüren eine große Erleichterung bei ihr, sich über das Problem austauschen zu können. Eine ihrer dringendsten Fragen an uns ist: „Wieso dauert der Sterbeprozess bei meinem Mann so lang? Es ist doch schon der 31. Tag. Ich habe doch gelesen, es dauert nur zwei Wochen." Auf unser Nachfragen hin, ob und wie viel ihr Mann denn noch trinkt, erklärt sie uns, dass er noch bis zu einem Liter Wasser und Tee zu sich nimmt. Wir haben den Eindruck, dass sie unter dem Stress des Sterbeprozesses und der Begleitung zwar die Pflegetipps aus dem Buch beherzigt, aber den entscheidenden Aspekt der Flüssigkeitsreduktion verdrängt hat. Als wir sie darauf aufmerksam machen, dass ihr Mann den Sterbeprozess verkürzen kann, wenn er gänzlich auf Flüssigkeit verzichtet oder sie zumindest reduziert, bis auf die Menge für eine gute Mundpflege, scheint sie ganz überrascht.

Daher ist unser wichtigster Ratschlag an sie, ab sofort anders mit der Flüssigkeitseinnahme umzugehen, um den Sterbeprozess nicht zu sehr zu verlängern, aber auch Detlevs Durstempfinden für ihn aushaltbar zu machen. Besonders unsere Hinweise, es mit zerkleinerten Eiswürfeln und auch mit künstlichem Speichel zu probieren, beurteilt sie als hilfreich. Sie sagt: „Ich habe das Gefühl, er kann nicht loslassen. Immer versucht er, den täglichen Rhythmus beizubehalten, dabei ist nichts mehr, wie es war. Er hat früher für uns beide gekocht, seitdem koche und esse ich selbst fast nicht mehr." Wir antworten: „Vielleicht müssen Sie ebenso loslassen! Von ihren Gewohnheiten, Alltäglichkeiten und Erwartungen!" Am 27. August 2017 schreibt sie in ihrem Protokoll: „Der wichtigste Tipp – ich müsse loslassen. Das habe ich verstanden. Loslassen – meine Vorstellung davon, wie lange das Sterben zu dauern hat, wie ordentlich die Wohnung zu sein hat usw. Bisher war mein Stress nur emotional, jetzt wird es körperlich richtig anstrengend. Das Problem ist, dass Detlev immer noch alles selbst machen möchte, das geht aber nicht mehr. Ich kann mir gut vorstellen, wie es sein muss, wenn man sich helfen lassen muss – loslassen! Mir hat ja genau das an ihm gefallen, dass er ein Macher war und sich nicht bedienen ließ." Sie kann mit ihrem Mann unter diesem Eindruck noch ein intensives Gespräch führen. Die Reduktion auf eine minimale Flüssigkeitsgabe nur bei der Mundpflege scheint ihm nun weniger Durst zu bereiten als in der Anfangsphase des Sterbefastens. Die Frage, ob die Ursache dafür die fortschreitende Müdigkeit ist, diesen Prozess nicht noch länger ertragen zu wollen, oder die zunehmende körperliche Schwäche oder die Kombination aus beidem, können wir nicht klären.

32. bis 34. Tag, 24.08. bis 26.08.2017

Detlev kann sein Bett nicht mehr verlassen, er ist viel zu schwach. „Heute am 27.08. ist unser Hochzeitstag. Ich bin so dankbar für die wunderbaren 35 Jahre Gemeinschaft."

35. Tag, 28.08.2017
Detlev ist heute Nacht aus dem Bett gefallen. Was war das für ein Riesenproblem, ihn wieder ins Bett zu bekommen. Ein unvorstellbarer Kraftakt!

36. Tag, 29.08.2017
Detlev schwitzt stark und bittet, die Bettdecke zu entfernen. Er wird im Laufe des Tages sehr unruhig und rudert teils heftig mit den Händen und Armen. Das Tavor®-Expidet®-Plättchen, das ich ihm auf die Zunge gelegt habe, scheint nicht zu wirken. Erst die zweite Tavor®, die ich ihm Stunden später gebe, bringt etwas mehr Ruhe. Er ist nicht mehr ansprechbar.

Einschub:
Detlevs Frau schreibt: „In der Nacht hat sich die Atmung verändert, sie rasselte sehr laut. Es war schwer zu ertragen.“ Wir machen immer wieder bei unseren Begleitungen die Erfahrung, dass das „Death Rattle“ („Todesrasseln“) – die terminale Atmung, hervorgerufen durch die Unfähigkeit des Sterbenden, den Schleim in den Atemwegen noch zu transportieren – für das Umfeld des Sterbenden sehr belastend ist. Nach allem, was wir wissen, ist es aber keine Belastung für den Sterbenden.[13]

37. Tag, 30.08.2017
Am Vormittag ist die Atmung dann nicht mehr rasselnd, sondern ganz kurz und schnell – mit offenem Mund. Ich habe ihm den Mund mit etwas Butter oder etwas Öl eingepinselt und seine Lippen eingecremt. Seine Augen sind geöffnet und schauen glasig und starr.

---

13 In diesem Sinne äußerte sich auch Prof. Dr. Christoph Ostgathe, Leiter der Palliativmedizin am Uniklinikum Erlangen (vgl. Bayer 2017).

Einschub:
Den Moment des Sterbens beschreibt Detlevs Frau so: „Um 17:00 Uhr tat Detlev seinen letzten Atemzug, es kam noch ein letztes Stöhnen und Aufatmen. Es ist geschafft! Ich öffnete das Fenster, zündete eine Kerze an und blieb dann bei ihm sitzen, in Dankbarkeit, im Gebet."

Nachbetrachtung

Dieses Gefühl der Dankbarkeit kennzeichnet auch die Bewertung des gesamten Sterbeverlaufs durch die Ehefrau. Indem die beiden Ehepartner den bevorstehenden Abschied bewusst in ihren Alltag hereingeholt haben, scheinen sie es geschafft zu haben, ihre Trauer antizipierend in den Monat der Begleitung hineinzunehmen. Sowohl bei den Telefonaten nach Detlevs Tod als auch bei unserem Besuch acht Monate später, zeigt die Ehefrau sich gefasst. Sie vermisst zwar ihren Mann, sie schafft es aber durch die Übernahme von neuen Herausforderungen und Aufgaben (z. B. ab jetzt für sich zu kochen, Radtouren allein zu unternehmen und auch das geliebte Yoga ohne ihn auszuüben), ihren Alltag neu zu strukturieren. Aus anderen Trauerbegleitungen wissen wir, dass erst nach Ablauf von beträchtlicher Zeit die Dankbarkeit für die gemeinsame Lebensgestaltung geäußert und empfunden wird, da zunächst der schmerzliche Verlust mit tiefer Trauer im Vordergrund steht. Bei Detlevs Ehefrau aber spüren und hören wir diese innige Dankbarkeit sehr früh und lebensbejahend. Obwohl sie die Begleitung alleine bewältigt hat, war es ihr so wichtig, dass sie im Hintergrund Menschen hatte, die sie um Rat fragen konnte. So war die Rolle ihres Seelsorgers für sie von großer Bedeutung. Dieser hatte immer ein offenes Ohr, ohne die schwierige Situation des häuslichen Sterbefastens moralisch zu bewerten (siehe den vom Seelsorger ausgefüllten Fragebogen zum Sterbefasten, Seite 82).

Die anfängliche Sorge der Ehefrau, dass es während der Begleitung zu einem Problem mit der hausärztlichen Versorgung kommen könne, erweist sich als unbegründet. Zwar ist die bisherige langjährige Hausärztin erst kürzlich in Ruhestand gegangen und der nachfolgende Arzt jung sowie kein ausgewiesener Palliativmediziner. Aber er erklärt, dass er den Willen des Patienten als selbstbestimmt achten wird. Er wird keine Hausbesuche machen, ist aber jederzeit in seiner Praxis bereit, die Ehefrau zu beraten und bei der Begleitung im Hintergrund zu unterstützen (siehe die vom Hausarzt ausgefüllten Fragebögen zum Sterbefasten, Seite 84–87).

Bei unserem Besuch bei Detlevs Ehefrau stellten wir ihr die Frage, wie sie die Bekannten und Verwandten damals über Detlevs Sterbewunsch und Sterbeprozess informiert hatte. Sie gab uns zu verstehen, dass sie niemanden über seinen Entschluss zu sterben in Kenntnis gesetzt hatten. Außer dem Pastor und dem Hausarzt wusste niemand, dass Detlev sein Leben durch Flüssigkeits- und Nahrungsverzicht beenden wollte. Diese Tatsache hat uns sehr berührt, da wir aus eigener Erfahrung wissen, dass es schwierig ist, die ganze Wahrheit bei Freunden und Verwandten zu kommunizieren. So ergab sich bei ihr das Problem, dass sie sich gezwungen sah, Besuche von Freunden abzusagen, mit der Begründung, dass Detlev nicht besuchsfähig war und er im Sterben lag, woraufhin die Freunde mit Unverständnis reagierten: „Woher willst du wissen, dass er nicht wieder gesund wird, sondern stirbt?“

Außerdem kam uns sofort der Gedanke, dass die Ehefrau sowohl in der Pflege als auch in der Verarbeitung der Situation völlig auf sich allein gestellt war. Ihre Ansprechpartner, der Hausarzt, der Pastor und wir, waren nur telefonisch einbezogen. Im Grunde ist es eine folgerichtige Reaktion von Betroffenen, die nur die Menschen darüber informieren, von denen sie wissen, dass sie sie nicht moralisch verurteilen, ihnen Druck oder sogar Probleme machen und ihr Vorhaben damit eventuell sogar erschweren oder verunmöglichen. Menschen mit dem Wunsch zu sterben haben immer schon Probleme gehabt, offen darüber zu kommunizieren. Wem kann ich mich anvertrauen? Bei wem ist es gefährlich (Gefahr der Zwangseinweisung in Psychiatrie)? Auch hier hat die rechtliche Unsicherheit durch den § 217 die Notsituation dieser Menschen verschärft, sodass diese kaum wagen, offen und öffentlich mit ihrem Todeswunsch umzugehen, sondern es lieber alleine mit sich austragen. Sie alle laufen Gefahr, sich für einen brutalen, für andere traumatisierenden Suizid zu entscheiden. Die Besonderheit dieser Fallbeschreibung ist, dass die medizinisch nicht vorgebildete Ehefrau die Begleitung im Grunde völlig alleine zu Hause bewältigt hat. Bei einem täglich verfügbaren Ansprechpartner, besonders im pflegerischen Bereich, hätte das Problem mit der Trinkmenge möglicherweise frühzeitiger gelöst werden können. So zog sich der Sterbeprozess von Detlev wesentlich länger hin, als beide es sich vorgestellt hatten. Daher ist auch die Bewertung durch die Ehefrau mit der Bewertungsziffer 7 zu verstehen. Die Länge des Sterbeprozesses haben beide als problematisch bewertet. Jedoch wurde die gemeinsam verbrachte Zeit mit den wunderbaren Gesprächen von beiden insgesamt als wertvoll empfunden, vor allem weil sich Detlev selbstbestimmt für das Sterbefasten entscheiden konnte. Auch hat Detlev die ihm verbleibende Zeit in seiner ihm ganz speziellen verantwortungsbewussten Art genutzt, indem er überlegte, was seine Frau eventuell nicht wusste oder noch nicht im Haushalt alleine erledigen konnte und was er ihr daher vor seinem Versterben zeigen und erklären wollte. So erklärte er ihr z. B. genau, wie man Wasser in die Heizkörper nachfüllen muss.

Detlev: „Und du musst dann alleine weiterleben. Wirst du das können?"

Ehefrau: „Ja, das werde ich müssen!"

Sie haben eine harmonische Ehe geführt und durch viele gemeinsame Interessen schöne Unternehmungen und Hobbys erlebt. Und dann will Detlev sterben! Seine Ehefrau, die ihn in- und auswendig kennt, spürt, dass dieser Entschluss absolut ernst gemeint ist, und es keinerlei Diskussion bedarf. So akzeptiert sie seine Entscheidung, ohne den Versuch zu machen, ihn mit Gegenvorschlägen umzustimmen. Als wir die Ehefrau nach Detlevs Tod besuchen, äußert sie Schuldgefühle, die sie manchmal quälen, ihn nicht zum Weiterleben überredet zu haben.

Für uns ist das bedingungslose Akzeptieren seines Entschlusses nicht ein Zeichen von Versäumnis, sondern vielmehr das untrügliche Zeichen großen Verständnisses, guter Kenntnis des anderen und großer Zuneigung. Detlev war zehn Jahre älter als seine Frau und wenn man objektiv auf menschliches Leben und seine Endlichkeit schaut, dann weiß man, dass mit 84 Jahren und einem schweren Schlaganfall einige körperliche Probleme irreversibel sein werden und das gewohnte, geliebte, selbstbestimmte Leben so nicht mehr weitergeführt werden kann. Was hätte sie ihm an Alternativen für die vielen Einschränkungen anbieten können? Wir finden, dass es sogar für besondere charakterliche Größe spricht, wenn man die Entscheidung des Partners akzeptiert, obwohl es gerade dieser Entschluss sein wird, der das eigene Leben völlig umkrempeln wird. Aber würde das Leben der beiden nicht auch durch die Krankheit völlig verändert werden? Nichts bliebe mehr so, wie es war, so wie Detlev es liebte, so wie sie beide es miteinander genossen haben. Für beide heißt die Lösung: in Liebe loslassen ohne Erwartungen und Bedingungen. Die große Zuneigung beider zueinander berührt uns sehr.

Die besondere innere Verbundenheit dieses Paares kann man festmachen an einem Ritual, welches die beiden über Jahre hinweg praktiziert haben. Jeden Sonntagvormittag haben sie sich gemütlich zusammengesetzt und sich gegenseitig freundlich und liebevoll geschildert, was sie am anderen stört. Jeder kam an die Reihe und sie nahmen sich immer Zeit für dieses intensive Gespräch. Ihr Ziel war es, eine bessere Kommunikation miteinander zu schaffen als in der jeweils ersten Ehe. Irgendwann kannten sie sich beide so gut, hatten sich Lösungen überlegt, verstanden, was den anderen bewegt, sodass das Ritual nicht mehr nötig war.

Detlev und seine Frau haben den Sterbeprozess als sehr lang empfunden und dadurch schwieriger durchzuhalten. Sein Sterbevorgang ist der längste in unseren Fallbeschreibungen. Trotz dieser Tatsache blickt die Ehefrau zufrieden auf den Sterbeprozess ihres Mannes zurück. Sie haben die verbliebene Zeit, solange Detlev mitmachen konnte, gut gefüllt und genutzt. Wir verstehen gut, dass viele Menschen einen schnellen, friedlichen Tod möchten und nicht mit Verzicht auf Grundbedürfnisse darbend sterben wollen. Für einen Suizid ist diese Art zu sterben auch wahrscheinlich die „längste“ Möglichkeit. Wir bitten Sie, sich einmal an andere Sterbeverläufe in Ihrer Umgebung zu erinnern. Sind da nicht viele Schwersterkrankte und Hochbetagte, die anscheinend über Jahre hinweg sterben? Wie viele Menschen sind über lange Zeiträume mit Schmerzen ans Bett gefesselt und zur Unfähigkeit verdammt, etwas zu tun? Genau dem wollen die Menschen, die sich für Sterbefasten entscheiden, entgehen. Was sind dann zwei, drei oder sogar vier Wochen gegenüber 84 Jahren Lebenszeit? Was ist für Sie ein angemessener Zeitraum fürs Sterben? Wäre Ihnen ein Sekundentod lieber? Oder entreißt ein Sekundentod dem Sterbenden und dem Begleiter nicht alle Gestaltungsmöglichkeiten?

Versuchen Sie, über das Leben und den Tod nachzudenken. Den Tod nicht alleine als etwas Schreckliches zu sehen, sondern als das, was er ist: das natürliche Ende eines jeden Lebens. So läuft Leben auf unserer Welt ab. Wir sehen es jedes Jahr in der Natur: Frühling, Sommer, Herbst und Winter. Jede Jahreszeit hat schöne und weniger schöne Aspekte, aber insgesamt ist sie ein Gesamtkunstwerk, so wie das menschliche Leben. Nur in seiner Vergänglichkeit ist das Leben so kostbar. Wenn das Leben unendlich währte, ginge der Wert eines einzelnen Lebens gegen null. Doch durch die Vergänglichkeit ist vieles unendlich kostbar: nämlich Zeit schenken, Zuhören, Liebe zeigen, auf Augenhöhe sprechen, auf Wünsche eingehen. Alles das können wir geben, wenn sich unser Angehöriger zum Sterbefasten entscheiden sollte. Entscheidend für einen guten Umgang mit Sterben, Tod und Abschied ist für uns nicht das Verdrängen und Vermeiden dieser Themen, sondern der bewusste Umgang damit. Ein wiederkehrendes Sicheinlassen ermöglicht ein Annähern bis hin zum angstfreien oder zumindest angstarmen Umgang mit dieser Thematik. Das Sprechen über den Tod lockt diesen nicht herbei, sondern wirkt *entängstigend*, denn Furcht vor Sterben und Tod provoziert genau das, was sie fürchtet, nämlich Angst. Je mehr Sie ohne Angst auf diese Themen zugehen können, umso mehr Fähigkeiten entwickeln Sie, diese Zeiten wertvoll und tröstend zu gestalten.

Zuvor erwähnten wir bereits die Fragebögen für Detlevs Seelsorger und seinen Hausarzt. Wir stellen sie hier zur Verfügung.

Fragebogen ausgefüllt von Detlevs Seelsorger

1. Wie bewerten Sie den Sterbeprozess bei Detlev?
a) in eigenen Worten
Langwierig und mühsam.

b) nach der Oregon-Skala: 0 = schrecklichst denkbarer Tod; 9 = friedlichst denkbarer Tod
Im mittleren Bereich.

2. Was waren in Ihren Augen die Hauptprobleme während ihrer Begleitung?
Für Detlev: Sehr langsamer Abschied, ohne Trinken ging es nicht.
Für die begleitende Ehefrau: der recht lange Zeitraum des Abschiednehmens.

3. Könnten Sie sich Sterbefasten als Methode für sich selbst am Lebensende vorstellen?
Möglicherweise unter bestimmten Bedingungen.

4. Ist Sterbefasten für Sie ein Suizid?
Kommt auf den Grad der Erkrankung an.

5. Was war Ihr erster Gedanke, als Sie vom Sterbewunsch von Detlev erfuhren?
Ich war schockiert und traurig.

6. Hatten Sie moralische oder ethische Bedenken während ihrer Gespräche?
Teilweise ja, ich habe sie auch geäußert.

7. Hat sich Ihre eigene Einstellung zu diesem Sterbeprozess aus der Sicht von heute durch den zeitlichen Abstand verändert?
Nein.

8. Haben Sie sich während der Gespräche bemüßigt gefühlt, der begleitenden Ehefrau und dem sterbewilligen Ehemann deren Vorhaben auszureden?
Zwischenzeitlich ja.

9. Gibt es für Sie Grenzen der Selbstbestimmung?
Ja.

10. Ist die verbleibende Zeit eine, die man für alle Seiten wertvoll nutzen kann?
Ja.

Fragebogen ausgefüllt von Detlevs Hausarzt

1. Wie bewerten Sie den Sterbeprozess bei Detlev?
a) in eigenen Worten
Friedlich, gut vorbereitet.

b) nach der Oregon-Skala: 0 = schrecklichst denkbarer Tod; 9 = friedlichst denkbarer Tod
9

2. Was waren in Ihren Augen die Hauptprobleme während ihrer Begleitung?
Die Unruhezustände von Detlev.

3. Könnten Sie sich Sterbefasten als Methode für sich selbst am Lebensende vorstellen?
Ja.

4. Ist Sterbefasten für Sie ein Suizid?
Nein, ein schrittweises Ausscheiden aus dem Leben in Würde.

5. Was war Ihr erster Gedanke, als Sie vom Sterbewunsch von Detlev erfuhren?
Skepsis, ich kannte Sterbefasten bis dato nicht.

6. Hatten Sie moralische oder ethische Bedenken während ihrer Gespräche?
Nein.

7. Hat sich Ihre eigene Einstellung zu diesem Sterbeprozess aus der Sicht von heute durch den zeitlichen Abstand verändert?
Nein.

8. Haben Sie sich während der Gespräche bemüßigt gefühlt, der begleitenden Ehefrau und dem sterbewilligen Ehemann deren Vorhaben auszureden?
Nein.

9. Gibt es für Sie Grenzen der Selbstbestimmung?
Ja, bei bestimmten psychiatrischen Erkrankungen.

10. Ist die verbleibende Zeit eine, die man für alle Seiten wertvoll nutzen kann?
Ja.

Ärztlicher Fragebogen zum Sterbefasten ausgefüllt von Detlevs Hausarzt

1. Haben Sie schon einmal einen Patienten bei Sterbefasten begleitet?
Nein.

2. Ist Sterbefasten für Sie ein Behandlungsabbruch, ein Suizid oder eine eigene Handlungsweise?
Eine eigene Handlungsweise.

3. Ist diese Todesart für Sie natürlich oder unnatürlich?
Natürlich.

4. Ist für Sie Begleitung beim Sterbefasten assistierter Suizid?
Nein.

5. Ist Begleitung beim Sterbefasten aktive Sterbehilfe?
Passive.

6. Ist für Sie ein Suizid moralisch verwerflich?
Nein.

7. Erfüllt assistierter Suizid nach Ihrer Meinung einen strafrechtlichen Tatbestand?
Nein.

8. Ist assistierter Suizid standesrechtlich zu sanktionieren?
Nein.

9. „Verhungern und Verdursten am Lebensende …
a) … ist schrecklich."
b) … ist mit guter Mundpflege erträglich."
c) … ist bei hochbetagten Menschen weniger schlimm als bei jüngeren."
d) … ist bei Aussichtslosigkeit eine würdige Methode."
e) … würde ich auch für mich selbst unter bestimmten Bedingungen in Betracht ziehen."

b), d) und e)

10. Kennen Sie rechtliche Absicherungsmöglichkeiten?

Nein.

11. Würden Sie sich mehr Informationen zu diesem Thema wünschen?

Ja.

2.4 Begleitung von Irmgard durch ihre Kinder: „Es ist gut so, wie es ist."

Name: Irmgard
Alter: 85 Jahre
Sterbeort: eigene Wohnung
Begleitung: durch die drei Kinder
Beweggründe: lebens- und leidenssatt, Immobilität, kaum noch zu eigenen Handlungen fähig
Bekannte Erkrankungen: Morbus Parkinson (Schüttellähmung), rheumatische Arthritis der großen Gelenke mit Immobilität, Fortbewegung nur mit Rollstuhl möglich, Liegegeschwür (Dekubitus) am Steißbein, Niereninsuffizienz
Vorbereitung: eigene Erfahrungen beim Sterbeprozess des Ehemannes zwei Jahre zuvor, Gespräch mit dem Hausarzt
Dauer des Sterbeprozesses: acht Tage
Hauptproblem: Dekubitus, Durstgefühl vom zweiten bis zum sechsten Tag
Ärztliche Versorgung: Hausarzt
Pflegedienst: ambulant
Bewertung des Sterbeprozesses: „Der persönliche Abschied und der Durst haben ihre volle Willensstärke gefordert. Im Sinne der Dauer hat sie es sich einfacher, sprich kürzer vorgestellt", erklärt der Sohn rückblickend.
Bewertungsskala: 0 = schrecklichst vorstellbarer Tod; 9 = friedlichst vorstellbarer Tod
Bewertung durch den Sohn: 9

„Heute hat meine Mutter Irmgard ihre Entscheidung getroffen. Sie weiß genau, wie die nächste Zeit würde. Im Bett liegend auf die Erlösung wartend. Kaum zu eigenen Handlungen fähig. Selbst mit dem Rollstuhl zur Toilette schafft sie es nicht mehr. Anstatt sich wochenlang, monatelang weiter zu quälen, will sie diesen Prozess abkürzen. So wie wir sie kennen, gehen wir davon aus, dass sie es auch uns leichter und kürzer machen will. Was bleibt einem immobilen Menschen, als auf Medizin, Trinken und Nahrung zu verzichten?“

So beginnen die schriftlichen Aufzeichnungen des Sohnes über den achttägigen Sterbeprozess seiner 85-jährigen Mutter Irmgard. Über unsere Homepage www.sterbefasten.com hatte er am zweiten Tag des Sterbefastens per Telefon Informationen über die Mundpflege und andere Pflegetipps beim Sterbefasten angefordert, die wir ihm gerne gegeben haben.

Irmgard wohnt am Stadtrand einer Großstadt im Ruhrgebiet. Sie lebt seit dem Tode ihres Ehemannes alleine in ihrer Wohnung. Die pflegerische Versorgung erfolgt seitdem hauptsächlich durch die Tochter mit ihrer Familie, zu einem gewissen Teil auch durch einen Pflegedienst, da sie bei vollständiger Immobilität ständig auf den Rollstuhl angewiesen ist.

Der Sohn beginnt seine Aufzeichnungen mit dem ersten Tag des Sterbefastens.

1. Tag, 28.12.2017

Mittags trifft sie ihre Entscheidung und verzichtet darauf, zu essen und zu trinken. Als meine Schwester sie abends besucht, verweigert sie es auch ihr gegenüber, ohne sie von ihrem Entschluss, Sterbefasten machen zu wollen, in Kenntnis zu setzen. Dem dazugerufenen Arzt erklärt sie ihren Entschluss ausdrücklich. Dieser kann, ebenso wie wir, diese Entscheidung nur akzeptieren und sie auf die Folgen und den weiteren Verlauf hinweisen. Irgendwie schaffen wir es alle, ein wenig zu schlafen.

2. Tag, 29.12.2017

Der Entschluss meiner Mutter steht. Sie ist soweit stabil. Circa alle zwei Stunden nutzt sie mit unserer Unterstützung den neben dem Bett stehenden Toilettenstuhl. Schmerzen aus den Gelenken, Muskeln und vom Liegen beginnen sie zu quälen. Vom Hausarzt lassen wir ein erstes Fentanyl®-Pflaster (25 µg) verschreiben. Davon kleben wir zunächst eins. Zusätzlich bekommt sie eine Antirheumaspritze intramuskulär verabreicht. Sie ist insgesamt gut ansprechbar. Geschlafen hat sie in der Nacht kaum.

3. Tag, 30.12.2017

Die Kraft lässt spürbar nach. Den Toilettenstuhl zu benutzen, wird für sie immer mehr zur Qual. Wasserlassen alle zwei Stunden und weicher Stuhl wie in den Tagen zuvor. Irmgard artikuliert sich gut und in Anbetracht des Morbus Parkinson recht klar und verständlich. Wegen der wieder auftretenden Schmerzen – vor allem wegen des Dekubitus am Steißbein – kleben wir nach Rücksprache mit dem Arzt ein weiteres Fentanyl®-Pflaster auf.

4. Tag, 31.12.2017

Heute kommen noch einige Besucher aus dem Freundes- und Familienkreis, um sich zu verabschieden. Es fällt ihr sehr schwer, Abschied zu nehmen, aber sie sagt allen: „Es ist gut so, wie es ist!"

Immerhin haben wir zum Jahreswechsel angestoßen. Was sollte ich ihr nur wünschen? Ich habe ihr gewünscht, dass sie bald Ruhe und Frieden finden wird, und ihr gesagt, dass wir sie in unseren Gedanken immer bei uns haben werden. „Das weiß ich doch", waren ihre Worte.

Einschub:

An diesem Tag treten erste kurze Halluzinationen auf. So ruft Irmgard plötzlich aus: „Mein Sohn, warum trägst du eine weiße Perücke?" Der Sohn erwidert: „Meine Haare sind so grau!"

5. Tag, 01.01.2018

Stuhl- und Urinabgang in Minimengen. Zweimal gegen die Schmerzen je 30 Tropfen Novaminsulfon® gegeben. Kurze Halluzinationen, wie z. B. ihre Bemerkung, dass „ein Brasilianer das Zimmer betritt". Daraufhin habe ich gescherzt: „Jetzt auf deine alten Tage verlangst du nach einem Brasilianer!" Lippen säubern und mit Vaseline cremen sowie die Mundhöhle befeuchten gehören alle zwei Stunden zum festen Programm. Vorsichtshalber haben wir vereinbart: Einmal Handdrücken drücken heißt ja, zweimal Handdrücken heißt nein.

6. Tag, 02.01.2018

Die Verständigung ist zeitweise kaum möglich. Ihre Stimme manchmal kaum zu verstehen. Nachmittags wollte sie auf eigenen Wunsch die Fernsehserie „Sturm der Liebe“ gucken. Das haben wir gemeinsam gemacht. Währenddessen war sie rege und erklärte alle handelnden Personen und deren Beziehungen. Danach war sie völlig erschöpft, aber irgendwie glücklich. Erster Kontakt zu den Eheleuten zur Nieden. Sehr nettes und langes Telefonat. Viele gute Infos haben wir bekommen. Ich war sehr dankbar, mit den zur Niedens sprechen zu können, weil sie selbst diese Phasen durchlebt haben. In vielen Dingen fühlte ich mich mit unserem Handeln bestätigt. Auf die Idee, Butterstückchen einzufrieren, um damit später die Mundhöhle zu schmieren und zu befeuchten, wäre ich nicht gekommen. Meine Schwester bringt zum Befeuchten der Mundhöhle noch ein Sprühfläschchen mit breit gefächerter Düse mit. Meine Mutter freut sich sehr über den damit in den Mundraum gesprühten Tee. Auch das wird zum stündlichen Ritual.

7. Tag, 03.01.2017

Heute verstehe ich Mutter nicht mehr. Nur einzelne Wörter kann ich erahnen. Das Handdrücken klappt kaum noch kontrolliert. Endlich lässt sie sich etwas gehen und lässt Urin und Kot in die Einlagen. Ich würde es hinbekommen, sie aus dem Bett zu heben, sie auf den Stuhl zu setzen und so weiter … Aber es schmerzt sie einfach zu stark. So sind wir froh, dass sie auf ihren Stolz und Willen verzichtet. Gegen 14:00 Uhr bekommt sie erstmals eine Morphininjektion (0,5 mg) vom Arzt unter die Haut gespritzt. Ich schaue zu und mache es teils selbst. Gegen 16:00 Uhr legt die Pflegerin einen Dauerzugang subkutan. Unzählige Telefonate folgen, um für die folgende Nacht Unterstützung zu organisieren. Meine Schwester, meine Freundin und ich sind von dem Schlafmangel der letzten Tage gezeichnet. Irgendwie gelingt es uns dennoch, zu allen freundlich und fair zu bleiben. Gegen 23:15 Uhr verabreiche ich meiner Mutter die zweite Dosis Morphin.

8. Tag, 04.01.2017

Um 5:20 Uhr spritze ich die dritte Dosis Morphin, da Mutter wieder sehr unruhig ist. Schmerzen soll sie definitiv nicht haben. Kaum noch Blickkontakt. Die Augen bleiben fast die ganze Zeit geschlossen. Sprachlich mitteilen kann sie sich nicht mehr. Das ständige Liegen hinterlässt seine Spuren. Gegen 11:30 Uhr wechseln mein Bruder und ich gemeinsam die Vorlage und das Wundpflaster. Den Rücken haben wir komplett gecremt, damit die Haut geschmeidig bleibt. Um 13:30 Uhr spritzen wir abermals Morphin. Mutter nimmt uns wahr, wir versuchen, ihre Blicke zu deuten. Meine Freundin und ich nehmen uns eine Auszeit und fahren in die Stadt – meine Schwester bleibt bei Mutter. Irgendwie nimmt sie wohl wahr, dass jetzt ihre Tochter bei ihr ist und atmet gegen 15:45 ein letztes Mal tief ein und aus und verstirbt in ihrer Gegenwart.

Nachbetrachtung

Der Sohn erklärt, dass seine Mutter ihm gegenüber vor einem Monat die Möglichkeit des Sterbefastens schon einmal angedeutet hat. Seine Schwester hingegen war von ihr nicht eingeweiht. Diese fragt ihren Bruder am ersten Abend: „Wusstest du davon?“, was dieser bejaht. Da die Tochter der Mutter örtlich am nächsten wohnt und sie am häufigsten sieht und pflegt, empfindet sie das Nicht-informiert-Werden als schmerzhaften Vertrauensentzug. Wir können nur vermuten, warum Irmgard ihre Tochter nicht direkt über ihren Entschluss zu sterben informiert hat und ihr sozusagen diese so zukunftsträchtige und schwerwiegende Entscheidung vorenthalten hat. Wir vermuten, dass sie ihre Tochter schonen wollte, da sie ihr so nahe war. Aber wie wir es so oft in den Sterbebegleitungen erlebt haben, bedeutet, die nahen Angehörigen vor der „brutalen“ Wahrheit schonen zu wollen, sie im Unklaren zu lassen – bis sie ganz schmerzlich mit der unabänderlichen Wahrheit konfrontiert werden.

Oder befürchtete sie eine heftige Ablehnung ihres Vorhabens durch die Tochter, was die Durchsetzung ihres Zieles sehr erschwert hätte? Oder war es vielmehr die Angst vor Tränen und Trauer bei ihrer Tochter, wenn sie von den Sterbefastenplänen erfahren würde? Hatte Irmgard einfach nur Angst, dass ihre Tochter dagegen sein könnte, weil sie ihre Mutter nicht verlieren wollte? Nicht zu unterschätzen ist der Tod der alt, schwach und hilflos gewordenen Eltern für ihre erwachsenen Kinder. „Das ist der endgültige Verlust der Kindheit, ein Anker in der Welt, ein Stück Heimat entschwindet. Jetzt gehören die Kinder zu der Generation, die den Verstorbenen unmittelbar folgen wird.“ (Freund 2012, Seite 119) Von Akzeptanz bis zum verzweifelten dagegen Ankämpfen und dem Versuch, das Vorhaben zu verhindern – und das alles meist aus großer Liebe heraus!

Aus der Warte der Hochbetagten ist es für uns recht gut nachzuvollziehen, dass diese nach der Entscheidung für das Sterbefasten Angst haben, ihren Entschluss den unterstützenden, helfenden Kindern mitzuteilen. Denn oft sind es die Kinder, die im Laufe des fortschreitenden allgemeinen Abbaus der Eltern über das weitere Vorgehen, die weiteren Hilfsmaßnahmen und Wohnungsänderungen entscheiden, den Eltern letztendlich die Entscheidungen aus der Hand nehmen, auch nehmen müssen. Nun will der Hochbetagte plötzlich wieder das Heft des Handelns übernehmen und dann auch noch für einen solchen radikalen Schritt! Angesichts dieser Umstände erklärt sich eventuell das Zögern des Sterbewilligen, welches seiner Kinder er informiert. So wird vielleicht verständlich, warum Irmgard die ihr so nahe stehende Tochter nicht sofort auf den gleichen Wissensstand bringt wie ihren Sohn, zu dem sie auch ein gutes Verhältnis hat, der aber wesentlich weiter entfernt wohnt.

Aus der Warte der helfenden, beteiligten Kinder ist es ebenfalls gut verständlich, dass sich die nicht von Anfang an informierte Tochter von der Mutter zurückgesetzt fühlen muss. So könnten wir gut nachvollziehen, wenn die Tochter ein wenig Zeit zur Verarbeitung dieses „Vertrauensmangels“ benötigt hätte, um dann wieder an die Seite der Mutter zurückzukehren.

Ähnlich erging es uns, als unsere Mutter uns vor vollendete Tatsachen stellte und einfach von heute auf morgen mit Sterbefasten begann, ohne es mit uns abzusprechen. Wir haben sicherlich zwei Tage lang gebraucht, um uns wieder zu beruhigen, sie zu verstehen und ihren Entschluss zu respektieren.

Die Entscheidung zum Sterbefasten ist ein ganz persönlicher, individueller Entschluss aus einem subjektiv empfundenen Leiden heraus. Ein Entschluss, den nur der Betroffene selbst treffen kann, doch er trifft die Entscheidung nicht im luftleeren Raum. Der Sterbefastende entscheidet „alleine“, erwartet dann aber auch die liebevolle Compliance (kooperatives Verhalten) und Betreuung durch seine Vertrauten. Ein Sterbefastenverlauf kann für alle Beteiligten gut gelingen, jedoch nur wenn eine allseits offene und ehrliche Kommunikation von Anfang an gegeben ist.

Mit ihrem Hausarzt hat Irmgard einige Wochen vor ihrem Sterbefastenbeginn über die Möglichkeit des Verzichts auf Essen und Trinken gesprochen. Der Hausarzt meinte, dass sie bereits auf der „Zielgeraden“ sei, vermutlich wegen ihrer Appetitlosigkeit und Gewichtsabnahme. Der Begriff des Sterbefastens fiel noch nicht und auch der Zeitpunkt war unklar. Irmgards absolute Hilflosigkeit in den letzten Tagen hat vermutlich den Termin mit bestimmt. Dazu muss man wissen, dass sie bereits seit vielen Jahren permanent unter extremen Schmerzen litt.

Die meisten hochbetagten Sterbefastenden, die wir kennengelernt haben, litten stark unter ihrer sich ständig steigernden Unfähigkeit, alltägliche Verrichtungen auszuführen. Sie mussten immer mehr Hilfe annehmen, womit ihr Alltag deutlich stärker fremdbestimmt wurde. Sie fühlten sich zunehmend von allen Aktivitäten und damit von Lebenssinn abgeschnitten. Sich für Sterbefasten entscheiden zu können, es aktiv und selbstbestimmt in die Tat umsetzen zu können, versetzte sie wenigstens für diesen letzten möglichen Schritt wieder in eine selbstausführende und selbstverantwortliche Rolle.

In mehreren Telefonaten führten wir den Kontakt zum Sohn Irmgards weiter. Als er von unseren Vorträgen erfuhr, bot er uns an, dort von den Erfahrungen der Sterbebegleitung seiner Mutter zu berichten. So konnte er es beruflich einrichten, mit uns an einem Vortragsabend vor dem Publikum ergänzend über seine Erfahrungen mit dem Sterbefasten seiner Mutter zu sprechen. Einige Zuhörer nutzten die Chance, Fragen an ihn zu stellen. Dieser Abend brachte sowohl den Zuhörern eine Bereicherung an Erkenntnissen als auch ihm eine Möglichkeit, seine Trauer zu spüren und zu bearbeiten.

2.5 Begleitung von Paul durch seine Großfamilie: „Eine wirklich vorbildliche Familie"

Name: Paul
Alter: 85 Jahre
Sterbeort: gemeinsames Haus mit Ehefrau/in der Schweiz
Begleitung: durch die Großfamilie
Beweggründe: lebenserfüllt, wollte nicht dement oder pflegebedürftig werden
Bekannte Erkrankungen: diverse altersentsprechende Einschränkungen
Vorbereitung: eigener innerer Entschluss, Anstoß durch Zeitungsartikel über Sterbefasten
Dauer des Sterbeprozesses: 14 Tage
Hauptproblem: Mundtrockenheit
Ärztliche Versorgung: Hausarzt und Palliativarzt
Pflegedienst: Palliative Care
Bewertung des Sterbeprozesses: positiv
Bewertungsskala: 0 = schrecklichst denkbarer Tod; 9 = friedlichst vorstellbarer Tod
Bewertung: 8

Es ist Montag, der 4. September 2017. Paul hat seit sieben Tagen Durchfall. Als seine Frau ihm einen guten Morgen wünscht, sagt Paul: „Ich habe geträumt, ich sei gestorben. Das war wunderschön." Später bringt sie ihm eine Tasse Tee ins Zimmer.

Paul: „Nein, danke, ich trinke und esse nicht mehr!"

Ehefrau: „Willst du sterben?"

Paul: „Ja."

Ehefrau: „Ja, geht's noch? Du hast noch ein paar Jahre vor dir und schmeißt sie einfach weg?"

Pauls Ehefrau ist verwirrt, spürt aber, dass sie Paul nicht umstimmen kann.

Die Ehefrau lässt den Tee stehen, geht ins Wohnzimmer und versucht, sich zu entscheiden, ob sie Paul in der Sterbenszeit allein lassen oder ihn begleiten will. Sie entschließt sich, Paul zu begleiten. Sie merkt, dass sie Hilfe braucht. Sie geht zurück zu Paul.

Ehefrau: „Ich hol den Doktor."

Paul: „Nein, ich will nicht, dass der Doktor kommt."

Ehefrau: „Aber *ich* brauche ihn."

Pauls Ehefrau fragt, ob etwas zwischen ihnen nicht in Ordnung ist, dass er solch einen Entschluss gefasst hat, aber Paul erwidert, dass alles gut ist. Er ist selbst von seinem Entschluss überrascht.

Ehefrau: „Willst du sterben, weil du denkst, dein Leben sei abgerundet?"

Paul: „Ja, genau!"

Nicht nur bei Pauls Ehefrau, auch bei seinen drei Kindern und deren Familien verursacht Pauls Sterbewunsch ein Auf und Ab der Gefühle. Da mischen sich Unsicherheit, Wut, Freude, Schmerz, Angst und Trauer. Die Frage, warum Paul sich plötzlich fürs Sterben entscheidet, lässt sich nicht so einfach beantworten. Es ist wohl eine allmähliche innerliche Entwicklung, die zum Teil unbemerkt von ihm selbst zur Entscheidung drängte. Er hat sich schon öfters mit Sterben und Tod befasst und sich auch über sein eigenes Sterben mit seiner Familie unterhalten. Es ist bei niemandem ein Tabuthema. Paul hat einen realistischen Blick aufs Alter. Er spürt, dass seine Zeit begrenzt ist, dass seine Kraftreserven ziemlich aufgebraucht sind. Seinen Hobbys kann er nicht mehr so gut oder gar nicht mehr nachkommen. So singt Paul für sein Leben gern, aber das lange Stehen bei den Chorproben und Aufführungen fällt ihm zunehmend schwerer, bis er es nur noch sitzend schafft, was ihn sehr frustriert. Auch das Flötenspiel im Quartett wird immer beschwerlicher. Zusätzlich benötigen seine Augen eine erneute Operation, um einem weiteren Hobby gerecht werden zu können, nämlich dem Arbeiten am Computer und dem Weiterführen seiner Memoiren. Ab und zu tritt eine Schluckhemmung auf, Schwindel plagt ihn und die regelmäßigen Behandlungen der aktinischen Keratose (Hautkrebs) sind mühsam. All diese Einschränkungen kommen allmählich, schleichen sich mit all ihren Folgen in Pauls Bewusstsein. Seit ein paar Tagen hat Paul auch noch Durchfall.

So scheint die Entscheidung unbewusst in ihm gewachsen, bis sie sich ihm durch einen Traum offenbart. Es fühlt sich für ihn richtig und gut an. Er ist ruhig, entspannt und gut gelaunt. Es entspricht seinem Charakter: Sich informieren, abwägen, entscheiden und dann zugehen auf das, was kommt. In seiner Todesanzeige schreibt er: „Ich hatte ein reiches Leben. Auch mein gegenwärtiges Leben kann ich genießen. Nun sehe ich mein Leben als erfüllt an, ich bin müde."

Die gesamte Familie befindet sich nach Pauls Ankündigung in einem Ausnahmezustand. Es gibt viele Besuche der Kernfamilie mit Umarmungen, Gesprächen, Heiterkeit und Tränen. Ruhig beantwortet Paul alle Fragen und es bleibt klar, dass er sterben will. Der Hausarzt kommt und erklärt, dass er noch nie einen Patienten in einem so guten gesundheitlichen Zustand hatte, der einen derartigen Entschluss gefällt habe. Der Hausarzt bemüht sich, Paul zum Weiterleben zu motivieren, und erklärt ihm, dass der Durchfall behandelbar ist. Doch bald lenkt er ein und bietet seine Unterstützung an, sowohl bei Pauls Vorhaben fürs Sterbefasten als auch, wenn Paul seinen Plan wieder fallen lassen sollte. Am nächsten Morgen sitzt Paul schon früh am Computer. Als er nach einer Weile kalte Füße spürt, bittet er seinen Sohn, der das Zimmer betritt, doch den Vorhang zu öffnen, damit die Sonne hereinscheinen und seine Füße wärmen kann. Als sein Sohn fragt, ob er ihm eine Wärmflasche fertig machen soll für die kalten Füße, antwortet Paul schmunzelnd: „Aber ich hab doch gesagt, dass ich keine lebensverlängernden Maßnahmen möchte!" Paul wirkt zufrieden und mit seinem Entschluss im Reinen.

Zwei Tage später hat sich die Aufregung bei seiner Familie etwas gelegt. Alle sind traurig über Pauls Entschluss, aber bis auf eine Schwiegertochter sind sie sich einig, dass sie Paul gemeinsam auf seinem Weg begleiten werden. Eine Nachbarin von Pauls Tochter arbeitet in einem Palliative-Care-Team. Über sie wird offiziell dieses Team eingeschaltet, sodass bei Bedarf die pflegerische und ärztliche Unterstützung gewährleitet ist. Das ist eine wunderbare Beruhigung für die gesamte Familie.

Paul ergänzt seine Patientenverfügung „Anordnung vor meinem Tod, mit Entscheid für terminales Fasten". Darin schreibt er: „Ich habe am Morgen des 4. September 2017 beschlossen, mit terminalem Fasten zu beginnen. Nach einigen Tagen mit Durchfall scheint mir das ein guter Moment zu sein. Ich habe mich lange mit dem Tod und mit dem Sterben befasst." Er schreibt, dass er sich ein Sterben zu Hause wünscht, falls dies für die Angehörigen möglich ist, und dass er um die Möglichkeit weiß, sich in den nächsten Tagen umentscheiden und wieder mit essen und trinken beginnen zu können. Auch hinterlegt er für den Fall der Verwirrtheit im fortgeschrittenen Stadium des Sterbefastens, dass er die Beteiligten auffordert, ihm weder Essen noch Trinken zu geben. Ab diesem Zeitpunkt wünscht er sich zusätzlich eine „ausreichende Sedierung".

Die Familie beginnt, sich zu organisieren. Es werden Listen erstellt.

- Wer ist bereit zu helfen? Welche Hilfe kann ich anbieten? Wann stehe ich zur Verfügung?
- Wer ist Ansprechperson für die schriftlichen Angelegenheiten?
- Wer organisiert das Kochen (am Tisch sitzen meistens vier bis zehn Personen)?
- Ein Pflegeplan wird angelegt. So hat jede Person, die im Moment da ist, sofort die Übersicht, was für Paul auch pflegerisch zu tun ist.

Immer ist jemand anwesend. Paul kann allein sein oder mit einer Glocke jederzeit ein Familienmitglied rufen. Alle helfen dort, wo es ihnen wohl und in der momentanen Situation möglich ist. Einige Angehörige machen kurze Besuche, andere, vor allem ein Enkel, sind fast ständig da. Mit dieser Unterstützung kann die Ehefrau viel Zeit bei ihrem Mann sein und selbst Ruhe finden.

Die Familie hilft Paul beim täglichen Duschen, denn er liebt das Wasser und noch bis vor einer Woche schwamm er regelmäßig im See. Nun füllt Paul täglich mehrmals das Waschbecken und taucht wiederholt Mund und Nase bis zu den Ohren in das kühle Wasser. Er genießt die liebevoll begleitete Pflege durch die Angehörigen. Wie in den anderen geschilderten Fällen stellt der Hunger auch bei Paul kein Problem dar. Paul erklärt, keinen Hunger und keinen Durst zu haben, nur den trockenen Mund empfindet er sehr unangenehm.

Mittwoch, der 13. September. Paul hält seit neun Tagen das Sterbefasten durch. Einmal bittet Paul seine Frau um ein Glas Wasser. Sie kämpft mit sich, da sie ihm natürlich gerne diesen Wunsch erfüllen möchte, ihn aber andererseits bei seinem ausdrücklichen Wunsch, Sterbefasten zu machen, unterstützen will. Die Ehefrau trifft in der Küche eine Enkelin an. Aufgewühlt erzählt sie ihr Dilemma. Dann füllt sie ein Glas mit Wasser. Die Enkelin begleitet die Grossmutter zu Paul. Die Ehefrau gibt Paul das volle Glas. Er nimmt es achtsam mit beiden Händen. Paul schaut das Wasser lange und liebevoll an. Dann taucht er zweimal seine Lippen hinein, trinkt einen kleinen Schluck und gibt das Glas wieder zurück. Beide Frauen weinen gerührt.

War es ein Moment von „Double Awareness" (siehe Kapitel 2.1, Seite 49), in dem Paul neben seinem Sterbewunsch den Impuls, leben zu wollen, gefühlt hat, oder war es der Wunsch, solch ein volles Glas noch einmal zu spüren, zu sehen? Hatte er vielleicht einen Moment die Absicht, das ganze Glas auszutrinken? Hat er sich selbst auf die Probe gestellt? Nein, seine Frau ist überzeugt, dass Paul sich innerlich bedankt hat für das Wasser, das ihm zeitlebens geschenkt wurde.

Ein Sohn organisiert in Windeseile einen Vernebler, der eine Nebelwolke direkt in Richtung Paul sprüht, was diesem große Erleichterung bringt. Zusätzlich wird ein Ritual eingeführt: Gurgeln, Mundspülen und dann ein kleines Schlückchen trinken. Denn vom Palliative-Care-Team wurde empfohlen, täglich 40 ml zu trinken. Das verlängere zwar die Lebensdauer vielleicht ein wenig, steigere aber die Lebensqualität.

Paul will anfangs nur die drei Kinder in seiner Nähe wissen. Er hat der Bitte der Ehefrau jedoch nachgegeben, dass die ganze Kernfamilie anwesend sein darf, das sind neben den drei Kindern mit Partnern die sechs Enkel, teils auch mit ihren Partnern. Die Enkel sind im Alter zwischen 12 und 26 Jahren. Es wird viel musiziert, was Paul genießt, er singt ebenfalls mit. Sie zeichnen, erzählen in Gesprächsrunden von ihrem Alltag und bemalen Steine. So oft sie können sind sie in der Nähe von Ehemann, Vater und Großvater. Wie die Tochter beschreibt, ist das Zusammensein kein Müssen, sondern ein inniger Wunsch. Immer häufiger legt sich die Tochter neben den schwächer werdenden Vater und genießt trotz ihrer tiefen Trauer die friedvolle Energie.

Am 16. September 2017 sind alle Kinder da, es ist Pauls vorletzter Tag. Paul ist unruhig und möchte wiederholt aufstehen, um im Bad zu gurgeln. Ihn mit dem Rollstuhl ins Bad zu bringen, wird schwieriger. Jeder Transfer bedeutet eine ungeheure Kraftanstrengung. Da Paul in der vorangegangenen Nacht unruhig war und der nahende Tod sich durch verschiedene Zeichen ankündigt, spricht die Palliativ-Pflegerin, die der Familie freundschaftlich verbunden ist, am Nachmittag mit Paul über die von ihm gewünschte terminale Sedierung.[14] Er bekommt ein Beruhigungsmittel (Haldol®) und sie legt einen Zugang (Kanüle) für die spätere Sedierung.

Am Abend erklärt die Palliativ-Pflegerin Paul, dass sie nun die Sedierung starten und dass er voraussichtlich nicht mehr aufwachen wird. Paul bedankt sich herzlich und verabschiedet sich bei allen innig.

Nach einer ruhigen Nacht, es ist Sonntag, der 17. September, sitzt eine Enkelin am Bett und hält die Hand von Paul. Sie hat heute Geburtstag, erzählt ihrem schlafenden Großvater, was sie an diesem Tag gemacht hat, und beginnt dann, ihm leise ein Lied vorzusingen, das sie ihm in den letzten Tagen öfters gesungen hat. Während sie singt, wird Pauls Atmung ruhiger, einige Angehörige kommen ins Zimmer. Paul holt noch ein paar Mal Luft, dann wird es still.

Die Enkelin empfindet es nicht als schrecklich, dass ihr geliebter Großvater an ihrem Geburtstag gestorben ist. Es ist für sie eine Ehre. Ein Sohn schreibt auf Pauls Familien-Homepage: „Ich bin froh. Paul

---

14 Bei den uns bekannten Fällen wurde nie eine palliative Sedierung am Sterbensende eingesetzt oder angefordert. Da die meisten Sterbefastenden bei Bedarf und als Dauermedikation ein dämpfendes Medikament bekamen (z. B. als Pflaster) und das allmähliche Nierenversagen zusätzlich zu einer Bewusstseinseintrübung führte, erschien eine zusätzliche Sedierung nicht notwendig. Diese Art der endgültigen Sedierung hat ihre wichtige (aber nur selten anzuwendende) Funktion in der Palliativmedizin bei Menschen, die unter schlimmsten Symptomen leiden und die nicht anders in den Griff zu bekommen sind.

ist vermutlich genauso gestorben, wie er es sich vorgestellt hat. Und jetzt liegt er da. Würdig und schön." Seine Ehefrau, eine Enkelin und ein Enkel haben dem toten Paul seine Lieblingskleider angezogen.

Paul blieb noch zwei Tage lang im Zimmer, bevor er fürs Krematorium abgeholt wurde.

Diese Familie hat das Sterben des Ehemanns, Vaters und Großvaters, den alle so sehr geliebt haben, in unseren Augen vorbildlich gestaltet und begleitet, aber auch von Paul kann man lernen. Wie ein Sohn es formuliert, war Paul durch manche Einschränkungen des Alltags frustriert, aber nicht so beim Sterbefasten. Er beobachtete die zunehmende Schwäche des Körpers und nahm sie wohlwollend an. Er freute sich an dem, was noch ging, und trauerte dem, was nicht mehr ging, nicht nach. Wir finden das genial!

Nachbetrachtung

Durch unser erstes Buch über Sterbefasten und unsere Homepage ist eine Enkelin auf uns aufmerksam geworden und bittet uns per Mail, ihr die angebotenen Mundpflegetipps zuzusenden. So kommt es zu einem kurzen, intensiven und herzlichen Kontakt zur Enkelin und zur Ehefrau. Außerdem wird uns großzügig Einblick gewährt in die Aufzeichnungen von Pauls Sterben, die von ihm selbst und von den verschiedenen Familienmitgliedern verfasst wurden. Dort sind Fotos der kreativen Objekte und Aktionen eingefügt, auch kleine Filmsequenzen, in denen mit Paul musiziert wird, der sich aktiv einbringt, eingekuschelt in Decken. All das wirkt auf uns wie ein kleines Gesamtkunstwerk einer liebevollen, lebensbejahenden Großfamilie.

Als sich unsere Mutter 2010 fürs Sterbefasten entschied, war sie enttäuscht von der Perspektive auf ein Leben, das ihr kontinuierlich immer mehr Möglichkeiten für Aktivitäten nahm. Bei Paul waren auch Phasen der Frustration zu erkennen, jedoch scheint er sein Leben insgesamt viel positiver zu bilanzieren, als unsere Mutter im Vergleich dazu konnte. Wir sind von Pauls Einstellung ganz gerührt und haben noch nie eine solche großartige gemeinsam gestaltete Sterbezeit beschrieben gesehen. Alle gemeinsam und alleine durchgeführten Aktionen der Familie kommen Pauls Stimmung zugute und verschönern seine letzte Lebenszeit, lassen ihn aktiv alles mittragen, selbst wenn er es zum Schluss nur passiv miterlebt. Alle haben sich intensiv ins Sterbe-Geschehen eingegeben. Das war nicht nur für Paul, sondern für alle Beteiligten sehr wertvoll. Zur gleichen Zeit bieten diese künstlerischen, kreativen Aktionen und Elemente auch den Ausführenden eine wunderbare Form der Trauerbewältigung. So kann Trauerarbeit schon während der Sterbezeit geleistet und zum Teil vorweggenommen werden. Eine wirklich vorbildliche Familie!

2.6 Begleitung von Erna durch ihre Tochter: „Es war für mich nicht leicht, aber eine natürliche und liebevolle Erfahrung."

Name: Erna
Alter: 95 Jahre
Sterbeort: seit zwölf Jahren im Hause der Tochter wohnhaft
Begleitung: durch die ständig anwesende Tochter und deren Freundin
Beweggründe: lebens- und leidenssatt, seit vier Jahren verwitwet
Bekannte Erkrankungen: Infekt in der Kurzzeitpflege, Sturzneigung, Unruhezustände
Vorbereitung: nach außen unvorbereitet, innerlicher Prozess
Dauer des Sterbeprozesses: 13 Tage
Hauptproblem: Sterbefasten war nicht explizit thematisiert worden.
Ärztliche Versorgung: Hausärztin, keine Hausbesuche
Pflegedienst: nicht erforderlich
Bewertung des Sterbeprozesses: friedlich
Bewertungsskala: 0 = schrecklichst vorstellbarer Tod; 9 = friedlichst vorstellbarer Tod
Bewertung durch Tochter: 9

Im November 2018 erreichte uns eine Anfrage, weitergeleitet vom Mabuse-Verlag, bei dem wir unser erstes Buch veröffentlicht haben. Eine Leserin schrieb:

„Bedanken möchte ich mich, dass Sie das wunderbare Buch Sterbefasten von Christiane zur Nieden veröffentlicht haben. Leider habe ich davon erst gehört, nachdem meine Mutti verstorben war. Für die vielleicht 3. Auflage hätte ich noch einen Ansatz zur Ergänzung. Nicht nur die bewusste Entscheidung, sondern auch die ganz natürliche Entscheidung des Organismus, keine Nahrung und Flüssigkeit mehr zu sich zu nehmen, als Angehöriger, betreuender Hausarzt und Betreuer im Pflegeheim zu respektieren und dadurch genau den beschriebenen Weg der Begleitung gehen zu können und den Betroffenen vor unnötigen Krankenhausaufenthalten zu bewahren. Ich bin dankbar, dass wir eine junge Hausärztin hatten, die die Situation wunderbar eingeschätzt hat und uns zur Seite stand. Etwa vier Monate nach dem Tod meiner Mutter kamen auch mir Zweifel, ob ich wirklich alles richtig gemacht habe. Heute, nach dem Verinnerlichen des Buches, kann ich in Frieden ‚Ja' sagen.

Es war ein friedlicher 13-tägiger Sterbeprozess. Er war für mich nicht leicht, aber wirklich eine natürliche und liebevolle Erfahrung.

Mit lieben Grüßen und Dank an Frau zur Nieden und ihre Familie"

Wir haben noch am selben Tag per Mail Kontakt zu der Leserin aufgenommen, mit der wir dann einen Tag später ein intensives Gespräch führten.

Die Leserin erzählt uns, dass ihre Mutter Erna im Alter von 95 Jahren zu Hause verstorben ist.

Vor zwölf Jahren sind Mutter und Vater zu ihr und ihrer Familie gezogen. Dann starb vor vier Jahren ihr Vater. Erna schafft es, ihr Leben alleine, aber an der Seite ihrer Tochter und deren Familie zu meistern. Sie hatte viel Zeit zum Grübeln, Nachdenken und sich um die gesamte Familie zu sorgen. Als sie am 11. November 2018 Ernas 95. Geburtstag gemeinsam feiern, wird ihre 60-jährige „Muttischaft" gefeiert. Die Tochter schreibt: „Ich entlasse dich aus der Sorge und der Verantwortung für mich, deine Enkel und Urenkel, du musst dich nicht mehr um uns sorgen. Du hast alles gut auf den Weg gebracht. Danke, Mutti."

Aus familiären Gründen muss Erna für ein paar Tage in die Kurzzeitpflege, in der sie sich einen Infekt zuzieht und darüber hinaus stürzt. In diesem Zustand wird sie entlassen. Die Tochter stellt einen Pflegeantrag und informiert die Hausärztin, die ihre Einschätzung zur Situation gibt: „Ihre Mutter ist sehr geschwächt. Es ist gut möglich, dass ihre Mutter es nicht über den Infekt schafft. Ich verschreibe Ihnen Tavor®, das ist gut gegen Unruhe."

Erna ist sehr schläfrig und wendet den Kopf immer seitlich ab, wenn ihre Tochter Essen anbietet. Nach sieben Tagen ohne Nahrungsaufnahme verweigert Erna auch das Trinken. Die Tochter pflegt ihre Mutter liebevoll. Sie bettet sie auf einem Schaffell, tropft künstliche Tränen in die Augen, cremt die Lippen und die Nase ein und träufelt mit einer Pipette Wasser in Ernas Mund. Da ihr Vater Imker war, nimmt die Tochter ein wenig Honig auf den Finger und verteilt ihn vorsichtig im Mundraum ihrer Mutter. Am sechsten Tag ohne Trinken verstirbt Erna, als ihre Tochter sie seitlich lagern will. Im Rückblick sagt die Tochter: „Ich hatte nie das Gefühl, dass sie unter Durst leidet."

Nachbetrachtung

Wir haben diesen Fall in unser Buch aufgenommen, da wir es für ganz wichtig erachten, dass die Tochter und die Ärztin diesem natürlichen Krankheits- und Sterbeverlauf von Erna, einem hochbetagten Menschen, keinen Einhalt geboten haben. Für Ernas Lebenswunsch gab es keine „Nahrung" mehr. Es findet keine große Diagnostik mehr statt, die eventuell einen Krankenhausaufenthalt nötig gemacht hätte (mit fraglichem Nutzen und Verlauf), sondern der natürliche Prozess des körperlichen Abbaus, inklusive nicht mehr essen und trinken zu wollen, wird akzeptiert und liebevoll begleitet. Das Wort „Sterbefasten" fällt nie und sicherlich wird niemand Erna Suizidalität unterstellen. Und wenn es doch so wäre, dass Erna in suizidaler Absicht die Nahrung und die Flüssigkeit abgelehnt hätte, nachdem ihre Tochter ihr sozusagen die Absolution erteilt hatte? Würde das für Sie einen Unterschied machen? Uns ist wichtig zu erwähnen, dass dieser Prozess friedlich, würdevoll und liebevoll ablaufen kann, gerade weil hier *nicht* gegen das Sterben angekämpft wird, mit Infusionen, Antibiotika und Sauerstoffgabe. Gerade durch die Tatsache, dass keine Flüssigkeitsgabe z. B. durch Infusionen erfolgt, verläuft dieser Sterbeprozess so friedlich und ohne beängstigende Rasselgeräusche (sogenanntes Todesrasseln) (vgl. Thöns 2016, Seite 157 f., Seite 173). Folgenden Hinweis finden wir in diesem Zusammenhang besonders wichtig:

> „Die Gabe von Infusionen kann aber bei diesen Menschen auch negative Folgen haben. So kann es zu vermehrter Wassereinlagerung in den Geweben (Ödeme) und in der Lunge kommen. In der Lunge kommt es dann zur verstärkten Bildung von Schleim, was der Patient dann möglicherweise als Luftnot erlebt. Auch wird hierdurch die belastende Zunahme der Ausscheidung von Urin gefördert. Gerade bei sterbenden Menschen ist dies häufig mit Unruhe und körperlicher Anstrengung verbunden." (Kaiser 2016, Seite 19)[15]

Erna ist körperlich so erschöpft und müde, dass sie sogar bei jedem Bissen, den sie noch angereicht bekommt, einzuschlafen droht. Bei ihr hatte sich eine enorme Lebensmüdigkeit eingestellt, die es für die Tochter (und auch für die Hausärztin) auszuhalten gilt. Zulassen, nichts tun und nicht in den gewohnten Aktionismus verfallen sind hier die einzigen Optionen. Und doch haben wir immer wieder Angehörige und Ärzte gesehen, die auch bei Hochbetagten eine Therapie an die andere gereiht haben.

---

15 Die Broschüre „Essen und Trinken am Lebensende" von Herbert Kaiser (2016) ist sehr hilfreich und kann gegen ein kleines Entgelt beim Hospiz- und Palliativ-Verein Gütersloh e. V., Horchstr. 19 in 33332 Gütersloh bestellt werden (Tel.: 05241/7089022).

2.7 Begleitung von Anna: „Ich bin keine Freundin vieler Worte."

Name: Anna
Alter: 82 Jahre
Sterbeort: alleine lebend in einer Einliegerwohnung im Hause des Sohnes
Begleitung: keine
Beweggründe: lebens- und leidenssatt, schon lange verwitwet
Bekannte Erkrankungen: degeneratives Vertebralsyndrom (fortschreitender Wirbelsäulenverschleiß), Osteoporose
Vorbereitung: nach außen unvorbereitet, innerlicher Prozess
Dauer des Sterbeprozesses: acht Tage, die letzten drei Tage bettlägerig
Hauptproblem: keine Kommunikation mit den Angehörigen über ihre Beweggründe
Ärztliche Versorgung: Hausarzt
Pflegedienst: erst am Sterbetag von den Angehörigen gerufen
Bewertung des Sterbeprozesses: nicht erfolgt

Der Hausarzt berichtet: Eine allein lebende, verwitwete Patientin unserer früheren Praxis, nennen wir sie Anna, die selten krank ist und nur regelmäßig einmal im Jahr zur Grippeschutzimpfung erscheint, bittet zu einem Gespräch in der Sprechstunde. Sie eröffnet das Gespräch mit den Worten: „Ich habe mich entschlossen, mit Essen und Trinken ab sofort aufzuhören. Ich bin lebens- und leidenssatt. Sie kennen mich, ich bin keine Freundin vieler Worte, möchte auch nicht mit meinem Sohn und meiner Schwiegertochter darüber sprechen und an Ihre Schweigepflicht denen gegenüber brauche ich Sie ja nicht zu erinnern. Meine Entscheidung steht fest. Ich habe eine dementsprechende Patientenverfügung verfasst. Ich möchte, dass Sie als mein Hausarzt meine Entscheidung respektieren!"

Mich trifft ihre unverblümte Ankündigung völlig unvorbereitet. Ich habe sie zwar als wortkarg in Erinnerung, aber bei einer solchen Entscheidung hätte ich mir doch mehr Gesprächsmöglichkeiten und einen ausführlicheren Dialog gewünscht. Sie aber blockt alles im Ansatz ab. Anna: „Ich würde mich freuen, wenn Sie einen Hausbesuch bei mir machen würden, wenn ich mein Bett nicht mehr verlassen kann." Anna hat keine mir bekannte akute oder chronische Erkrankung, sie ist nicht sterbend und für eine psychische Erkrankung, im Sinne einer vitalen Depression, gibt es in der Vorgeschichte keine Hinweise. Ich würde sie nicht als suizidal einschätzen.

Ich gebe zu bedenken, ob es nicht sinnvoll und schöner wäre, wenigstens eine Begleitung durch den Hospizverein zu organisieren, jedoch lehnt sie alles kategorisch ab. Sie ist an das Alleinsein seit Jahren gewöhnt und will das auf keinen Fall ändern. Anna: „Ich möchte nur, dass Sie zum Hausbesuch zu mir kommen. Das genügt." Auf meine Frage, warum sie diesen endgültigen Schritt gehen will, erwidert sie nur: „Ich habe lang genug gelebt!" Sie ist fest entschlossen, den Weg des „Sterbefastens" zu gehen, obwohl das Wort „Sterbefasten" während des Gespräches nicht fällt. Ich nehme mir vor, sie zeitnah zu besuchen, um mich zu vergewissern, wie sie zurechtkommt und ob sie das Sterbefasten wirklich in die Tat umsetzen will.

Ein erster Hausarztbesuch erfolgt am dritten Tag des Sterbefastens. Beim Versuch, sie im Gespräch von ihrem Vorhaben abzubringen, bleibt Anna unzugänglich und abweisend. Auch den Hinweis, dass sie ihre Angehörigen „einweihen müsse", lässt sie nicht gelten. Hunger und Durst verneint sie. Anna: „Es war aber sehr schön, dass Sie mich besucht haben. Ich melde mich bei Ihnen oder lasse Ihnen Bescheid geben, wenn ich Sie brauche!"

Ein weiterer Hausbesuch wird am achten Tag telefonisch von der Schwiegertochter angefordert: „Kommen Sie bitte, meine Schwiegermutter liegt im Sterben." Beim Betreten des Schlafzimmers und beim Herantreten an das Bett erkennt Anna mich, ihren Hausarzt, drückt mir wortlos die Hand, macht einen letzten tiefen Atemzug und verstirbt in meiner Gegenwart. Ich bin gerührt und betroffen. Die Schwiegertochter erklärt, dass sie ihre Schwiegermutter erst heute so geschwächt vorgefunden habe. Anna habe noch die Bitte ausgesprochen, doch mich zu einem Hausbesuch für heute zu bestellen.

Nachbetrachtung

Auffällig an diesem Sterbefastenfall ist die ausgesprochene Kommunikationsunwilligkeit der Sterbewilligen. Sie wollte sich niemandem mitteilen. Ob es nun an den fehlenden „offenen Ohren" innerhalb der Familie lag oder ob es für sie normal und damit nicht ungewöhnlich war, da sie selbst im Gespräch immer nur kurz angebunden und keine Freundin vieler Worte war, können wir nur ahnen.

Für Außenstehende wirkt es möglicherweise wie ein schweres Sterben in Einsamkeit. Ob Anna im Sterben wirklich gerne alleine war, vermag niemand mehr zu sagen. In unseren Augen sollte diese Art des Sterbens trotzdem eine Ausnahme bleiben, weil die wertvolle gemeinsame Zeit des Abschiednehmens fehlt. Niemand konnte Anna noch fragen, warum sie sich nicht weiter öffnen wollte, warum sie das Alleinsein selbst im Sterben bevorzugte. Uns erstaunt die Einsamkeit dieser Frau in der gelebten Hausgemeinschaft mit Sohn und Schwiegertochter. Hätte ihr eine liebevolle Mundpflege und die Nähe eines vertrauten Menschen den letzten Schritt nicht doch viel angenehmer gestalten können oder wollte sie einfach keine „Zuschauer" haben? Sicherlich gibt es Menschen, die im Leben wie auch im Sterben lieber alles alleine bewältigen. Das ist zu akzeptieren. Vorstellen mögen wir es uns für uns selbst nicht.

Das war vor einigen Jahren unsere erste Begegnung mit dem freiwilligen Verzicht auf Nahrung und Flüssigkeit, als es das Wort „Sterbefasten" offiziell noch gar nicht gab. Wäre unsere Erfahrung mit der Begleitung unserer Mutter beim Sterbefasten nicht so positiv gewesen, hätte sich unsere gesamte Einstellung diesem Thema gegenüber möglicherweise anders entwickelt.

Trotzdem hoffen wir, dass Anna ihr eigenes Sterben nicht als schlimm oder unwürdig erlebt hat und ihre Kinder sich heute keine Vorwürfe machen, sondern für sich selbst aus dieser Erfahrung wertvolle Erkenntnisse ziehen.

Kommunikation
Ein Grundpfeiler guter mitmenschlicher Gemeinschaft ist die Kommunikation, sowohl im Leben als auch im Lebensabschiedsprozess. Vor allem wenn ich nicht einsam, sondern in Gemeinschaft, gepflegt und behütet, sterben möchte, dann ist frühzeitige Kommunikation mit meinen Angehörigen und möglichen Begleitern über diesen gesamten Themenkomplex unerlässlich. Auch an schwierige Themen wie Tod, Sterben, Pflege kann man sich gut durch die gemeinsame Erstellung von Patientenverfügung und Vorsorgevollmacht heranarbeiten. Eine immer wiederkehrende Auseinandersetzung mit dem Themenkomplex rund ums Lebensende ist entängstigend und steigert die Wertschätzung von Leben.
Wenn sich Ihr Lebenspartner oder Ihre Kinder weigern, das Thema Sterben mit Ihnen zu besprechen, wünschen Sie sich zu Weihnachten als Geschenk: regelmäßige Gespräche in Ruhe, in Offenheit, ohne Ablenkung, ohne Verdrängen, ohne Zeitdruck.
Für den Kauf eines Kühlschranks oder Computers nehmen Sie sich auch Zeit und informieren sich im Vorhinein, schauen nach Alternativen oder fragen Freunde um Einschätzung. Sie heben für etwaige Reklamationen den Kassenbon auf. Oder denken Sie an die Vorbereitung der Geburt Ihres Kindes oder Enkels. Wie viele Vorbereitungen wurden da getroffen und Möglichkeiten rund um die Geburt abgewogen und erörtert! Und fürs Lebensende wollen Sie alles dem Schicksal, den Kindern, den Ärzten und Gott überlassen? Fangen Sie an, suchen Sie das Gespräch. Es lohnt sich!

3 Erfahrungen mit Sterbefasten in Heimen

3.1 Begleitung von Agnes: „Wir halten Ethik hoch."

Name: Agnes
Alter: 89 Jahre
Sterbeort: zuerst eineinhalb Jahre in betreutem Wohnen, dann dreieinhalb Jahre im Heim
Begleitung: durch Schwestern aus dem Heim und besuchsweise durch An- und Zugehörige, fast täglich Besuche von den Kindern und Enkeln
Beweggründe: lebens- und leidenssatt, „Habe erreicht, was ich wollte."
Bekannte Erkrankungen: periphere arterielle Verschlusskrankheit, Herzrhythmusstörungen, Diabetes mellitus, depressive Episoden
Vorbereitung: nach außen unvorbereitet, innerlicher Entwicklungsprozess
Dauer des Sterbeprozesses: 18 Tage
Hauptproblem: sich entwickelndes starkes Schmerzsyndrom bei arterieller Verschlusskrankheit, Durst wird empfunden, aber nicht quälend, kein Hungergefühl
Ärztliche Versorgung: unzureichend, in einem Ethikkonsil eingefordert und zugesagt, aber nicht zeitnah umgesetzt
Pflegedienst: stationär/Heimpflege
Bewertung des Sterbeprozesses: unmenschlich, menschenunwürdig
Bewertungsskala: 0 = schrecklichst vorstellbarer Tod; 9 = friedlichst vorstellbarer Tod
Bewertung: durch Sohn: 2, durch Schwiegertochter: 0

Diese Begleitung unterscheidet sich deutlich von den bisher im Buch geschilderten. Wurden sechs der vorherigen, zu Hause durchgeführten Betreuungen als insgesamt geglückt und positiv bewertet, steht hier eine starke Unzufriedenheit im Vordergrund der Schilderungen durch die Angehörigen. Es stellt sich für uns die Frage, ob diese Begleitung unter häuslichen Bedingungen möglicherweise für alle Betroffenen glücklicher abgelaufen wäre.

Es beginnt im Dezember 2017 damit, dass Agnes am Heiligen Abend das Essen im Heim verweigert, mit den Worten: „Ich kriege es nicht runter." Sie verweigert die Festmahlzeit komplett und gibt als Hauptsymptom Übelkeit an. Sie schränkt an diesem Tag auch das Trinken ein. An den folgenden Tagen verweigert sie die Physio- und die Ergotherapie. Sie gibt Angst vor dem Fallen an, mit dem Hinweis, dass sie sich schon einmal die Hüfte ausgekugelt hat. Außerdem will sie ihre insgesamt 14 Tagesmedikamente nicht mehr einnehmen. In Bezug auf das Essen sagt sie: „Die Schwestern wollen mich stopfen!"

Am 21. Januar setzt sie dann konsequent und selbstbestimmt alle Medikamente ab. Zwei Tage später nimmt die Schwiegertochter, die in unserer Nachbarschaft wohnt, über WhatsApp Kontakt mit uns auf, nachdem eine befreundete Psychotherapeutin sie darauf hingewiesen hat: „Das, was deine Mutter macht, nennt man Sterbefasten!" Unter diesem Suchbegriff findet sie uns. Die Schwiegertochter erzählt uns dann bei einem Telefonat, dass ihre Schwiegermutter in einem Heim am Rhein gepflegt wird. Sie besucht sie dort, sooft es ihr möglich ist, zusammen mit ihrem Ehemann. In diesem Heim wird damit geworben, dass man dort bei schwierigen Entscheidungen am Lebensende ein Ethikkonsil anbietet. Am Eingang des Heimes hängt ein großes Poster mit der Aufschrift „Wir halten Ethik hoch!". Es zeigt Pflegende, die die fünf Buchstaben des Wortes Ethik hoch über ihren Köpfen halten. Wir ermuntern die Schwiegertochter, dieses Ethikkonsil für Agnes einzufordern und mit allen verfügbaren Angehörigen an diesem teilzunehmen. Zwei Tage später, am 25. Januar, findet dieses Ethikkonsil tatsächlich statt.

Anwesende sind der Sohn, beide Töchter, die Schwiegertochter, ein Schwiegersohn, die Hausärztin, die Pflegedienstleiterin, die

Wohnbereichsleiterin, eine Frau vom Sozialen Dienst und Agnes selbst. Die Schwiegertochter berichtet uns später, dass sie sehr vom energischen Auftreten von Agnes beeindruckt ist. Diese übernimmt direkt zu Beginn des Fallgespräches die Initiative, unterbricht die begrüßende Wortführerin und sagt: „Es geht ja schließlich um mich, darum möchte ich auch beginnen. Ich möchte eigentlich um aktive Sterbehilfe bitten, ich weiß aber um die Unerfüllbarkeit dieses Wunsches, daher werde ich mit Essen und Trinken aufhören." Das Wort „Sterbefasten" erwähnt sie nicht explizit. Es wird von den Anwesenden konstatiert, dass eine Patientenverfügung besteht, in der alle drei Kinder gleichermaßen benannt sind. Diese versichern, dass sie sich regelmäßig und zeitnah untereinander absprechen werden.

Folgende Absprachen werden nach Empfehlung der Hausärztin von allen angenommen: Bei Schmerzen erhält Agnes die nötige Medikation. Sie kann ihrerseits Infusionen ablehnen. Körper- und Mundpflege sollen selbstverständlich vorgenommen werden. Wenn sie weniger als 800 ml pro Tag trinken sollte, kann sie subkutan Flüssigkeit erhalten, wenn sie dem selbst zustimmt. Die Pflegedienstleiterin weist außerdem auf die Möglichkeit der Unterstützung durch den Hospizverein hin. Dies könne hilfreich für alle sein: die Bewohnerin, die Familie und die Mitarbeiterinnen in der Pflege. Die Ärztin warnt drastisch vor möglichen Folgen des Verzichtes auf Nahrung und Flüssigkeit. Wenn die Bewohnerin nicht mehr essen würde, würde das Auswirkungen auf ihre geistige Leistungsfähigkeit haben, ein kognitiver Abbau sei unvermeidlich, weil das Gehirn nicht ausreichend versorgt werde. Möglich seien auch Wahnvorstellungen. Wenn sie nicht mehr äße, würden Eiweißmangel und Niereninsuffizienz drohen. Die Ärztin erwähnt weitere körperliche Symptome, die auftreten könnten. Jedoch solle das Ziel aller Beteiligten sein, dass Agnes weder unter Schmerzen, Ängsten noch unter Verschleimung leiden müsse.

Alles wird in einer ruhigen, sachlichen, informativen Weise besprochen, sodass die Angehörigen nach dieser Zusammenfassung ein gutes, ruhiges Gefühl hinsichtlich des weiteren Ablaufes und Vorgehens haben. Jedem ist ein Aufgabenbereich zugeteilt: der Ärztin die Symptomkontrolle, den Pflegenden die körperliche Versorgung, den Angehörigen vor allem die seelische Betreuung und dem Sozialen Dienst die Kontaktaufnahme mit dem ambulanten Hospiz. Alle Beteiligten sind sich einig in der Akzeptanz des Sterbewunsches. Zu diesem Zeitpunkt sind die Angehörigen zuversichtlich, dass alles Besprochene in die Tat umgesetzt wird.

Es zeigt sich dann aber an den nächsten Tagen, dass wesentliche Absprachen des Ethikkonsils nicht eingehalten werden. Das gilt vor allem für die von der Hausärztin zugesagte Symptomkontrolle des Schmerzes. Schon vier Tage später klagt Agnes über erste heftige Schmerzen in den Füßen. Diese sind bedingt durch eine Verschlechterung der Durchblutung und möglicherweise auch schon durch Verschlüsse arterieller Gefäße in den Extremitäten. Die Gabe von Novaminsulfon®-Tropfen (peripher wirksames Analgetikum der Stufe I nach WHO[16]) bringt keine Schmerzlinderung. Dieses Medikament wurde von der Ärztin als einzige Anordnung bei Schmerzen bei den Pflegekräften hinterlegt. Den Schmerz beschreibt Agnes auch in Ruhestellung als unerträglich. Es bilden sich bläuliche, „livide“ Flecken (blässlich fahle Hautverfärbung bei arterieller Durchblutungsstörung) am linken Unterschenkel und an beiden Füßen sowie erste Nekrosen (Absterben von Gewebe mit Schwarzverfärbung). Außerdem entsteht eine offene Wunde an der Aufliegefläche des Steißbeins (Dekubitus). Als sie vor Schmerzen schreit, geraten die anwesenden Angehörigen in Panik und versuchen lange Zeit vergeblich, die Ärztin telefonisch zu erreichen. Es gelingt in den nächsten Tagen nicht, mit der vorhandenen Medikation das Beschwerdebild zu bessern, die unerträglichen Schmerzen bleiben. Die von den Angehörigen geforderte Morphintherapie, etwa durch ein Fentanyl®-Pflaster, wird zunächst von der Ärztin mit der Begründung abgelehnt, dass ein Medikament der WHO-Stufe III in diesem Falle noch nicht indiziert sei und erst frühestens 72 Stunden vor Lebensende eingesetzt werden dürfe.

Die Vorgabe, ein Schmerzmittel der Stufe III erst 72 Stunden vor Lebensende verabreichen zu dürfen, entbehrt nach unserer Kenntnis jeder schmerzmedizinischen Logik. Bei stärksten Schmer-

16 Analgetika-Stufenplan der WHO (vgl. Aulbert/Nauck/Radbruch 2007)

zen, wie sie z. B. bei arteriellen Verschlusserkrankungen auftreten können, darf/muss ein Morphin verschrieben werden, egal ob sich der Patient in der Terminal- oder Finalphase befindet oder nicht. Außerdem ist es keinem Arzt möglich, zuverlässig und exakt den Zeitpunkt zu erkennen, wann die letzten 72 Lebensstunden eines Sterbenden beginnen. Dieses lässt sich nur im Nachhinein, also in der Rückschau ermitteln[17].

Am 7. Februar, also zwei Wochen nach dem ersten Konsil, findet auf Betreiben der Einrichtung ein erneutes Ethikkonsil statt. Diesmal sind es sogar 25 Teilnehmer unter der Leitung einer Palliativmedizinerin und eines Klinikchefarztes. Jetzt wird endlich eine adäquate Schmerztherapie mit Morphinen und die Verordnung einer Antidekubitusmatratze in die Wege geleitet. Zwei Tage später verstirbt Agnes, endlich schmerzfrei, im Heim im Beisein ihrer Angehörigen.

Nachbetrachtung

Diese Begleitung wird von den Angehörigen im Gegensatz zu den von uns bisher geschilderten sehr negativ bewertet. Der Sohn von Agnes vergibt auf der Bewertungsskala eine 2, die Schwiegertochter gar nur eine 0. Uneinigkeit herrscht bei den Verwandten, wer für das Scheitern der Festlegungen des ersten Ethikkonsils verantwortlich zeichnet. Die uns nicht bekannten Töchter halten die Maßnahmen der Pflegerschaft für unzureichend. Der Sohn und die Schwiegertochter hingegen reichen wegen der nach ihrer Meinung mangelhaften ärztlichen Behandlung und insbesondere der unzureichenden Schmerztherapie ihrer Mutter eine schriftliche Beschwerde bei der zuständigen Ärztekammer ein, welche aber im Sande verläuft und letztlich zurückgewiesen wird.

Der Zeitraum, in dem Agnes auf Nahrung und Flüssigkeit verzichtet, umfasst 18 Tage. Während dieser Zeit erwähnt sie Durst,

17 Vgl. Arbeitsgemeinschaft der Wissenschaftlichen Medizinischen Fachgesellschaften e. V. (AWMF), Deutschen Krebsgesellschaft e. V. (DKG) und Deutschen Krebshilfe (DKH) (Hrsg.) 2015, Seite 67–75.

aber nie Hunger. Im Gegensatz zu den Angehörigen, die ihre Entscheidung akzeptieren und mittragen, reagiert das Pflegepersonal zum Teil mit Verunsicherung. Es sei für sie schwierig zu akzeptieren, „wenn ein Gesunder sterben will", formulierte es eine Pflegerin. Hier ist zu fragen, welcher Gesundheitsbegriff an dieser Stelle zugrunde liegt, denn Agnes war zu diesem Zeitpunkt sicherlich nicht mehr „gesund", da sie wegen starker Durchblutungsstörungen in den Beinen kaum noch laufen konnte.

Lobenswert an diesem Fallbeispiel ist die sofortige Bereitschaft des Heimes, ein Ethikkonsil mit allen Beteiligten einzuberufen, als es um den Entschluss von Agnes geht, nicht mehr essen und trinken zu wollen. Die dort verhandelten Positionen sorgten für Zufriedenheit, ja, sogar Dankbarkeit bei den Angehörigen, die Agnes Wunsch nachvollziehen konnten. Jedoch wurden die Absprachen für eine mögliche Schmerztherapie nicht vorausschauend vorbereitet und eingeleitet. Eine Notfallmedikation (auch für die Wochenenden) hätte vorsorglich angeordnet werden müssen. Zudem hätte bei den dauerhaften, unerträglichen Schmerzen und der Unerreichbarkeit der Ärztin vom Pflegepersonal Hilfe durch einen Notarzt angefordert werden müssen. Wir hätten uns auch mehr Druck vonseiten der Angehörigen auf das Pflegepersonal gewünscht, wenn die Mutter vor Schmerzen schreit. In solchen Momenten ist Handeln und nicht Aushalten gefragt. Aber wir sagen das aus dem Abstand von affektiv neutralen „Fachleuten". Die Verantwortung für das Nichtgelingen dieser Begleitung verteilt sich sicherlich auf alle Beteiligten, die mit der völlig neuen Situation konfrontiert sind. Es reicht nicht aus, Ethik hochzuhalten, um einen Sterbeprozess gut zu begleiten. Sie muss mit der inneren Überzeugung, das Richtige zu tun, wachsen und ist auch nur in überzeugter Gemeinschaft gut in die Tat umsetzbar. Die Grundidee in diesem Heim, dass Ethik wichtig ist, solch ein Konsil angeboten und zeitnah einberufen werden muss, ist beachtlich. Aber auch hier klaffen wie in großen Teilen unserer Gesellschaft Anspruch und Wirklichkeit weit auseinander. Es wäre wünschenswert, wenn sich das Heim um Fortbildungsmaßnahmen zum Thema Selbstbestimmung am Lebensende und die Umsetzung im Heim bemühen würde. Hoffentlich hat die Heimleitung aus dem beschriebenen Fall mit Agnes nicht die falschen Schlüsse gezogen, sodass jetzt jeder Versuch eines Heimbewohners, sein Leben mit Verzicht auf Nahrung und Flüssigkeit zu beenden – sowohl implizit als auch explizit (vgl. Fehn/Fringer 2017, Seite 1161 ff.) –, im Keim erstickt wird. Wünschenswert wäre eine zukünftig zeitnahe Umsetzung des im Konsil gewonnenen Konsenses. Den übrigen Heimbewohnern wünschen wir, dass, wenn der Arzt eines vor Schmerzen schreienden Bewohners nicht erreichbar ist, die Stationsleitung nicht den Kopf in den Sand steckt, sondern kreativ effektive Lösungen zur Schmerzlinderung anzuwenden weiß.

Den wichtigen und lobenswerten Schritt, dem Heimbewohner ein Stück wertvoller Mit- und Selbstbestimmung wiederzugeben, hat dieses Heim sich auf die Fahnen geschrieben. Jetzt muss noch das wirkungsvolle Praktizieren klappen. Der Anfang ist gemacht.

3.2 Begleitung von Jakob: „Ab jetzt wiegen wir nicht mehr."

Name: Jakob
Alter: 89 Jahre
Sterbeort: Doppelzimmer im Pflegeheim
Begleitung: durch das Pflegeteam des Heimes
Beweggründe: nicht explizit geäußert
Bekannte Erkrankungen: COPD (chronische obstruktive Bronchitis, fortschreitende Lungenerkrankung) mit Kachexie (allgemeiner starker Kräfteverfall mit Gewichtsverlust)
Vorbereitung: innerer Prozess; Fallbesprechung durchs Team
Dauer des Sterbeprozesses: 30 Tage
Hauptproblem: Ablehnung von Nahrung und Flüssigkeit
Ärztliche Versorgung: Hausarzt
Pflegedienst: keiner; stationäre Pflege
Bewertung des Sterbeprozesses: nicht erfolgt

Jakob ist schon vor zehn Jahren in das Pflegeheim gezogen, nachdem zuerst seine Frau und ein Jahr später die ihn versorgende Tochter verstorben waren. Er hat sich zunehmend zurückgezogen. Er bewohnt zwar ein Doppelzimmer, spricht aber nur wenig mit seinem Mitbewohner. Sein früheres Hobby Schachspielen, welches ihm in den ersten Jahren des Heimaufenthaltes Freude gemacht hatte, hat er vor Monaten aufgegeben. Das Schachspiel steht zwar noch im Zimmer und wird regelmäßig entstaubt, aber Jakob ist nicht mehr zum Spielen zu motivieren. Außerdem fehlt ein Mitspieler. Wenn man ihn anspricht, reagiert er freundlich und lächelnd, fällt dann jedoch wieder in Phasen von Melancholie und Schweigen zurück. Das Bett und sein Zimmer verlässt er nur noch nach Aufforderung durch die Pflegenden.

Im weiteren Verlauf seines Heimaufenthalts lehnt er regelmäßig Speisen ab oder nimmt nur kleine Portionen zu sich. Auf Nachfrage gibt er an, keinen Hunger zu haben, das Essen hätte ihm aber bis dahin immer gut geschmeckt. Er hat innerhalb eines Jahres 13,6 Kilo abgenommen. Jakob hat nie ausdrücklich das Wort Sterbefasten in den Mund genommen, aber implizit seinen Entschluss deutlich gemacht, nicht mehr essen und trinken zu wollen.

Das Pflegepersonal berichtet, dass sich der Allgemeinzustand von Jakob (er ist fast 90 Jahre alt) fortschreitend verschlechtert hat. Er lehnt die Nahrungsaufnahme selbstbestimmt ab, Wunschkost oder hochkalorische Nahrung weist er zurück, ebenso mehrere Angebote der Küche wie E-Drinks, Fingerfood und Lieblingsspeisen. Er ist oft müde und kraftlos, kann Transfers und auch das Laufen kurzer Strecken nicht mehr alleine bewältigen und stürzt mehrfach. Er verbringt deutlich mehr Zeit im Bett als vorher und es ist eine zunehmende körperliche Schwäche zu beobachten, auch das Erkennen von Bezugspersonen fällt ihm schwerer. Die körpernahen Pflegemaßnahmen müssen inzwischen übernommen werden, da er selbst nicht mehr in der Lage dazu ist.

Als Ergebnis der Fallbesprechung wird schriftlich festgehalten, dass man ihm bei den Mahlzeiten zwar weiter alle Gerichte und Wunschkost anbietet, das Pflegepersonal aber ein Ablehnen der Nahrung akzeptiert. Auf Gewichtskontrollen werde künftig verzichtet, ebenso wie auf die tägliche, schriftliche Erfassung der Flüssigkeits- und Nahrungsmengen.

Nachbetrachtung

Während einer ein Jahr andauernden hausärztlichen Betreuung im Jahr 2017/18 eines konfessionell geführten Pflegeheimes sammeln wir einige Erfahrungen mit dem Instrument „Ethische Fallbesprechung“. Fallbesprechung klingt weniger hochtrabend als Ethikkonsil, ist aber eigentlich dasselbe: eine Besprechung unterschiedlicher Professionen und Betroffener am runden Tisch, um eine einvernehmliche Lösung für ein Problem zu finden. In diesem Heim finden auf den einzelnen Stationen (insgesamt drei) regelmäßig Fallbesprechungen zum Thema „Probleme beim Aufnehmen von Nahrung und Flüssigkeit am Lebensende“ bei Heimbewohnern statt. Zu Beginn der Fallbesprechung wird jeweils das Problem beschrieben. Es ist keine Seltenheit, dass Bewohner sich weigern, zu essen und zu trinken. Sie tun es meist implizit, sprechen also nicht darüber, sondern drehen den Kopf zur Seite oder pressen die Lippen aufeinander. Zuerst wird zusammen mit dem Hausarzt ermittelt, ob irgendeine zu behebende Schluckstörung besteht. Wenn das abgeklärt ist, sucht man gemeinsam mit der Heimleitung, dem Bezugspfleger und den Angehörigen das Gespräch mit dem Bewohner. Eine Besonderheit dieses Heimes ist, dass immer ein Vertreter der Küche einbezogen wird.[18] Er wird beauftragt, dem Bewohner (hier Jakob) einige Tage mit Lieblingsspeisen eventuell wieder Freude am Essen zu vermitteln. Das Ergebnis dieser Fallbesprechung wird dann (wie bei Jakob) unverzüglich und konsequent durchgesetzt. Die Stationsleitung übernimmt dafür die Verantwortung. Die anderen Pflegenden, vor allem die Bezugspfleger, passen ihre Handlungsweise an die Fallbesprechung an, ohne den Patienten moralisch unter Druck zu setzen. Für den Fall, dass es zu Schmerzen oder Unruhezuständen beim Patienten kommen sollte, ist eine Bedarfsmedikation schon verordnet und auf der Station hinterlegt. Im Gegensatz zu der Begleitung von Agnes (Kapitel 3.1, Seite 111) findet in diesem Heim die Fallbesprechung auf Augenhöhe aller Beteiligten statt. Die Ethik wird hier nicht so hochgehalten, dass sie weit über den Köpfen der Betroffenen schwebt und deshalb letztendlich nicht umgesetzt wird. Sie ist konkret und alltagstauglich.

18 Einen Koch aus der Heimküche dazuzuholen, soweit noch im Heim selbst gekocht wird, bedeutet eine Wertschätzung von dessen Arbeit, die sonst oft mit Kritik bedacht wird. Dies ist ein Miteinander auf Augenhöhe!

3.3 Begleitung von Helga: „Wenn ich sag, ich will nicht, dann will ich nicht, basta!"

Name: Helga
Alter: 89 Jahre
Sterbeort: Einzelzimmer im Pflegeheim
Begleitung: durch Pflegepersonal und Hospizverein
Beweggründe: lebens- und leidenssatt
Bekannte Erkrankungen: Ovarialkarzinom (Krebserkrankung der Eierstöcke), Neuropathie (chronischer Nervenschmerz), Verdacht auf Pylorusstenose (Magenausgangsverengung)
Vorbereitung: innerer Prozess
Dauer des Sterbeprozesses: zehn Tage, die letzten sieben Tage zunehmend bettlägerig
Hauptproblem: keine Kommunikation mit ihrer Freundin über ihre Beweggründe, Angehörige werden nicht einbezogen
Ärztliche Versorgung: Hausarzt
Bewertung des Sterbeprozesses: nicht erfolgt

Helga lebt schon seit vielen Jahren in einem Einzelzimmer im selben Heim wie Jakob (Kapitel 3.2, Seite 118). Sie ist keine einfache Bewohnerin, da sie – wenn sie sich gestört fühlt – deftige Beschimpfungen für alle parat hat. Aber sie ist eine „ehrliche Haut", die ohne Umschweife, in knappen Worten sagt, was ihr gefällt und was nicht. Seit ein paar Tagen isst und trinkt Helga nur ganz wenig und klagt über Halsschmerzen: „Da stört etwas im Hals." Als wir sie gemeinsam besuchen, lässt sich ein verschieblicher Tumor im Halsbereich von außen tasten. Helga gibt auch seit Kurzem große Probleme beim Schlucken von Nahrung und Flüssigkeit an, lehnt aber eine Aufnahme ins Krankenhaus, die zur differenzialdiagnostischen Abklärung erforderlich wäre, vehement ab. Es wird eine Fallbesprechung einberufen, bei der die Bezugspfleger, die Stationsleitung, der Koch, der Hausarzt und Helga selbst anwesend sind.

Helga ist klar und selbstbestimmt und lehnt jede Diagnostik mit Bestimmtheit ab. Sie wird über die Folgen dieses Entschlusses, dass es zu einer weiteren erheblichen Gewichtsreduktion und stärker werdenden Schluckbeschwerden kommen kann, aufgeklärt. Helga ist sich der Auswirkungen ihres Handelns völlig bewusst.

Der Koch verspricht, ihr täglich ihr Lieblingseis zu servieren (was sicherlich bei Schluckbeschwerden mit Schmerzen eine gute Idee ist!) und auf Wunsch mögliche Lieblingsspeisen zu organisieren. Helga geht auf diese freundliche Geste nur verhalten ein, da sie seit Längerem unter völliger Appetitlosigkeit leidet. Es werden unverzüglich die besprochenen Maßnahmen zur Schmerzlinderung umgesetzt, indem ein Fentanyl®-Präparat als Schmerzpflaster verordnet wird, welches noch am selben Tag zum Einsatz kommt.

Die Protokollantin der Fallbesprechung vermerkt schriftlich, dass der Bewohnerin Essen und Trinken auf Wunsch angeboten werden soll – „ganz nach ihrem Ermessen und ihrem Willen, ohne jeglichen Zwang", so wird es in der Fallbesprechung wörtlich formuliert.

Für die Heimdokumentation wird schriftlich festgehalten, dass eine Gewichtsreduktion absehbar ist und daher aufgrund von palliativer Versorgung weitere Maßnahmen (Krankenhauseinweisung, Reanimation) sowie die Gewichtskontrollen entfallen.

Die Zufriedenheit der Bewohnerin lässt sich in unseren Augen darin ablesen, dass die üblichen Beschimpfungen in den nächsten Tagen gegenüber den Pflegenden und Hospizbegleitern zunehmend verhalten ausfallen. Helga wird allmählich immer stiller. Sie lehnt häufig die ihr angebotene Mundpflege als lästig ab, klagt aber auch nie über Hunger, Durst oder Schmerzen. Sie verstirbt friedlich am zehnten Tag. Helga hinterlässt einige traurige Pflegende, die sie dafür liebten, dass sie ihr Herz stets auf der Zunge trug.

Nachbetrachtung

In diesem Heim wird ohne viel hochtrabende Worte ein achtsames Miteinander geübt, das in der Achtung des selbstbestimmten

Willens der einzelnen Heimbewohner seinen Ausdruck findet. Die Form der Fallbesprechung mit der jeweils ausführlichen individuellen Dokumentation sowie dem Einbeziehen der Bewohner und möglicher Angehöriger bietet für das Pflegepersonal und die Heimleitung einen Schutz vor Beanstandungen durch den Medizinischen Dienst der Krankenkassen (MdK) und vor dem § 217 StGB (siehe Kapitel 1, Seite 19). Es ist die Selbstbestimmung des mündigen Patienten, die es zu achten und zu schützen gilt. Eine gegen den Willen der Bewohner durchgeführte Zwangsernährung würde den Tatbestand der Körperverletzung erfüllen.[19] Hier im Heim gibt es kein patriarchalisches Bestimmen von oben herab, keine „Entmündigung", da die Alten doch nicht mehr wissen, was für sie gut ist, sondern ein Miteinander auf Augenhöhe.[20]

Wenn auch die örtliche und räumliche Situation in diesem Heim uns nicht persönlich zusagen würde und wir uns ein Leben im Heim nur mit viel Überwindung überhaupt vorzustellen vermögen, so ist es auf jeden Fall die Achtung und Akzeptanz der Selbstbestimmung der Bewohner durch die Pflegenden und die Heimleitung, die uns Respekt und Wertschätzung für diese Einrichtung empfinden lassen.

Das Wort „Sterbefasten" ist im Gegensatz zu den häuslichen Fällen hier nie von den Betroffenen oder Angehörigen in den Raum gestellt worden. Sicherlich hat keiner der Heimbewohner die Möglichkeit, sich über den Verzicht auf Nahrung und Flüssigkeit zu informieren. Sie haben keinerlei Hunger mehr – auch ohne schwere Erkrankung, nur altersbedingt. Eventuell hat Helga nie darüber nachgedacht, wie sie ihrem Leben ein Ende setzen kann. Ihr Lebenshunger ist schlicht gestillt. Sie ist lebens-satt.

---

19 Erfolgt gegen den erklärten Willen eines Menschen eine Maßnahme der Zwangsernährung, so erfüllt das den Tatbestand einer vorsätzlichen Körperverletzung gem. § 223 StGB (Körperverletzung) und verstößt auch gegen § 630 d BGB (Einwilligung) (vgl. https://www.gesetze-im-internet.de/stgb/__223.html und https://www.gesetze-im-internet.de/bgb/__630d.html; Stand: 25.01.2019).

20 Im Buch „Sterblich sein" (Gawande 2017, Seite 75–102) findet sich ein interessantes Kapitel zum Thema Abhängigkeit im Heim.

Der Medizinethiker der Medizinischen Hochschule Hannover Gerald Neitzke hat es auf den Punkt gebracht: „Jeder Mensch hört irgendwann in seinem Leben mit Essen und Trinken auf. Die Frage ist nur, wann man es als Sterbefasten bezeichnet."[21]

21 So Gerald Neitzke in seinem Vortrag „Lebenssatt? Zum Umgang mit Verzicht auf Nahrung und Flüssigkeit" auf der Tagung an der Evangelischen Akademie Loccum am 16.03.2017.

4 Erfahrungen mit Sterbefasten im Hospiz

4.1 Begleitung von Christa durch ihre Familie und das Hospizteam: „Sie brauchte keinen Plan B."

Name: Christa
Alter: 54 Jahre
Sterbeort: Hospiz
Begleitung: durch Ehemann, zwei Töchter, einen Sohn, Hospizteam
Beweggründe: zunehmende Einschränkungen der inneren und äußeren Mobilität, Schluck- und Sprachstörung, Selbstbestimmung
Bekannte Erkrankungen: Multisystematrophie vom zerebralen Typ (eine degenerative Erkrankung des Gehirns mit Morbus-Parkinson-Symptomatik)
Vorbereitung: Sterbefasten-Wochenendseminar, Lektüre: „Sterbefasten" (zur Nieden 2016) „Ausweg am Lebensende" (Chabot/Walther 2017)
Dauer des Sterbeprozesses: neun Tage
Hauptproblem: Abschied von der Familie
Ärztliche Versorgung: Hausärztin und Palliativmediziner
Pflegedienst: Hospizteam
Bewertung des Sterbeprozesses: positiv
Bewertungsskala: 0 = schrecklichst vorstellbarer Tod; 9 = friedlichst vorstellbarer Tod
Bewertung durch die Hospizleiterin: 10

Es ist Freitagabend, der 3. Februar 2017. Der Raum, in dem wir unser Seminar zum Thema Sterbefasten am Wochenende abhalten werden, wird vorübergehend von der dortigen SAPV (spezialisierte ambulante Palliativversorgung) als Fortbildungsraum genutzt, da die eigentlichen Räume zu klein geworden sind. Er liegt in der ersten Etage eines von außen ungepflegt wirkenden, alten Gebäudes mit einer recht steilen Treppe hinauf. Wir sind mit den Vorbereitungen fast fertig, als es bei uns unten an der Eingangstür klingelt. Als wir die Tür aufdrücken, ruft eine dünne Stimme, ob jemand herunterkommen könne, um den Rollator heraufzutragen. Wir gehen unserer ersten Teilnehmerin entgegen, begrüßen sie und tragen den Rollator die Treppe hinauf. Sie will keine Hilfe, sie schaffe es alleine, die Treppe hochzusteigen. Wir sollen ihr Zeit lassen. Also warten wir oben im Seminarraum, geplagt von einem schlechten Gewissen, die Zustimmung gegeben zu haben, das Seminar in einem nicht behindertengerechten Raum stattfinden zu lassen.

Dann endlich hat unsere Seminarteilnehmerin die steile Treppe erklommen. Sie stellt sich vor. Es ist Christa, die sich schon ein Jahr zuvor für das vorherige Seminar interessierte, es aber absagen musste, da der Termin mit dem 60. Geburtstag ihres Mannes zusammenfiel. Christa ist eine schlank gewachsene Frau, die trotz ihrer etwas gebückten Haltung groß wirkt. Sie ist farbenfroh gekleidet und strahlt Freude aus, den beschwerlichen Weg zu uns zu diesem Seminar geschafft zu haben. Diese Reise zu uns führte Christa mit öffentlichen Verkehrsmitteln aus einem anderen Bundesland in eine Stadt, die noch nicht einmal über einen Bahnhof verfügt. Diese Strapaze hat sie auf sich genommen, um sich ausführlich über das Thema Sterbefasten zu informieren.

Neben Christa besteht die Teilnehmergruppe aus Pflegern und Pflegerinnen aus dem Palliativbereich, einer Psychoonkologin, einer jungen Juristin, einem interessierten Pensionär und einer Hospizbegleiterin. Bei der Vorstellungsrunde erzählt jeder Teilnehmer, aus welchem Grund er sich für dieses Seminar entschieden hat und was er sich als Resultat des Seminars für sich selbst erhofft. Christa beschreibt ehrlich und offen den Grund ihres Kommens. Sie leidet unter einer seltenen degenerativen Erkrankung des Gehirns mit Morbus-Parkinson-Symptomatik. Ihre Stimme klingt brüchig und erfordert absolute Ruhe im Raum und von allen Teilnehmern eine erhöhte Aufmerksamkeit. Sie möchte sich über die Möglichkeit informieren, Sterbefasten für ihr eigenes Lebensende anwenden zu können.

In den Pausen erzählt sie uns, dass sie alleine in einer kleinen Wohnung lebt. Sie hat sich räumlich von ihrem Mann getrennt, da sie durch ihre Krankheit einen völlig anderen Lebensrhythmus entwickelt hat. Das erfordert auf der einen Seite viel Zeit, Aufmerksamkeit für sich selbst und zunehmend mehr Energie und Kraft, auf der anderen Seite aber auch viel Einfühlungsvermögen, Geduld, Einschränkungen und Akzeptanz beim Partner. Nicht nur ihr Leben sei durch die fortschreitende Erkrankung völlig aus den Fugen geraten, sondern auch das ihres Mannes und ihrer drei erwachsenen Kinder. So versucht sie, ihr Leben in ihren eigenen vier Wänden zu meistern. Sie möchte sich frei bewegen können – in ihrem Tempo – auch auf die Gefahr hin, zu fallen.

Im Sommer 2018 meldet sich Christa telefonisch bei uns mit der Nachricht, dass sie sich entschlossen habe, in das Hospiz in der Nähe ihres Wohnortes zu ziehen. Wir versprechen, weiter in Kontakt bleiben zu wollen.

Im November 2018, sechs Wochen nach Christas Tod, sitzen wir zu einem Nachgespräch mit der Hospizleiterin im Hospiz.

Wir: „Wie verlief Ihr erstes Treffen mit Christa?“

Hospizleiterin: „Christa bat eines Tages um ein Gespräch, zu dem sie mit dem Rollstuhl ins Hospiz gefahren kam. Ohne Umschweife erzählte sie von ihrer Krankheit und ihrem Anliegen, durch Sterbefasten im Hospiz sterben zu wollen. Ich war erstaunt über diesen Wunsch. Zwar erfüllt ihre Erkrankung im Endstadium die Hospizkriterien, aber Christa machte auf mich zu diesem Zeitpunkt einen vitalen und nicht sterbenden Eindruck. Ich bin jedoch offen für alle neuen Erfahrungen. So erklärte ich ihr, mich erst einmal damit beschäftigen zu wollen, dass ich aber grundsätzlich einverstanden sei. Christa versprach, sich zu melden, wenn sie die Einschätzung habe, dass der richtige Zeitpunkt für den Beginn des Sterbefastens gekommen sei. Ich las in der Zwischenzeit Ihr Buch ‚Sterbefasten‘ und informierte mich über andere Fachliteratur und in Gesprächen mit Palliativmedizinern zu diesem Thema. Als sich Christa wieder bei mir meldete, gab sie den Wunschtermin Anfang August an und zufällig wurde am 1. August ein Platz frei. Christa zog ins Hospiz ein und wir vereinbarten, dass sie uns informiert, wann sie mit dem Sterbefasten beginnt."

Christa richtet in ihrem Zimmer im Laufe der Zeit ein kreatives Atelier ein. Folien werden auf dem Boden ausgebreitet und Christa erarbeitet mit Mörtel, Glas-, Spiegelscherben und Steinen verschiedene Objekte. Eines davon ist eine Schale mit der bis dahin fehlenden Hausnummer des Hospizes. Diese farbenfrohe, farblich zum Gebäude passende Hausnummer ziert heute die Außenfassade des Hauses und erinnert an eine ganz besondere Frau.

Hospizleiterin: „Am Zimmer, das wie ein Atelier aussah, konnte jeder ermessen, dass Christa hier ‚gelebt' hat. Die Hygiene war nicht so wichtig wie die Tatsache, dass sie hier wirkliche Lebensqualität empfinden konnte und in ihrer Kreativität Erfüllung empfand und zur gleichen Zeit Geschenke für die Gemeinschaft hinterlassen konnte."

Christa konzentriert sich in ihrer Krankheit nicht auf sich selbst, isoliert sich nicht durch die Krankheit, sondern lässt sich von ihrem geschützten freien Raum aus auch auf die anderen Hospizbewohner ein. So hat sie z. B. intensiven Kontakt zu der Ehefrau eines jungen Mannes, der im Nachbarzimmer im Sterben liegt. Sie schafft für jeden Mitarbeiter des Hospizes ein kleines Kunstwerk. Egal ob sie näht, Spruchkarten kreativ gestaltet oder aus anderen Materialien Präsente formt, jeder bekommt ein auf ihn zugeschnittenes Geschenk.

Christa und die Hospizleiterin, die bis dahin noch keinen Bewohner beim Sterbefasten begleitet hat, nutzen die verbleibende Zeit, um alle Unklarheiten, Möglichkeiten und Probleme, die sich beim Sterbefasten ergeben könnten, zu besprechen und alles schriftlich festzuhalten. So werden die Mittel für die Mundpflege besprochen, die gesamten pflegerischen Möglichkeiten aufgezeigt. Sie erörtern potenzielle Probleme ebenso wie die Wünsche für die Endphase des Sterbens. Zusätzlich wird die bestehende Patientenverfügung angepasst. Da Christa es liebt, sich auch selbstbestimmt im Hospiz zu bewegen, besprechen sie, was zu machen sei, wenn Christa stürzen und sich dabei verletzen sollte. Sie legen fest, dass bei einem möglichen Bein- oder Hüftbruch nur schmerzlindernde Medikamente gegeben werden sollen, aber keine Krankenhauseinweisung erfolgen sollte. Selbst bei einem offenen Bruch wünscht sich Christa keine Einweisung, nur steriles Abdecken der Wunde und ausreichende Schmerzlinderung. Christa stürzt öfters in ihrem Zimmer, jedoch scheint sie sich in den letzten Jahren eine wirkungsvolle Falltechnik angeeignet zu haben, sodass die Stürze ohne größere Verletzungen verlaufen. Alles ist so weit wie möglich geklärt.

Christas Sohn wünscht sich ein vertiefendes Gespräch über Sterbefasten, was die Hospizleiterin zum Anlass nimmt, die gesamte Familie zu einem runden Tisch einzuladen. Alle kommen, es werden alle Fragen offen gestellt. Jetzt wird deutlich, wie gut die Vorgespräche von Christa und der Hospizleiterin gewesen sind, in denen die beiden konsequent alle Möglichkeiten durchdacht haben, was passieren könnte, wie man damit umgeht und welche pflegerischen Maßnahmen geeignet und gewünscht sind. Es ist ein hoch emotionales Gespräch, in dem auch viel geweint wird. Beide Frauen können den Bedenken und den Ängsten der Familienmitglieder beruhigend begegnen. Christa kann zusammen mit der Hospizleiterin die Konsequenzen und Symptome schildern, die Christa befürchten müsste, wenn sie der Krankheit einfach ihren Lauf lassen würde. „Der Körper darf während des Sterbefastens tun, was er kann", fügt die Hospizleiterin ein. „Nutzen Sie die verbleibende Zeit, unternehmen Sie gemeinsam oder in Gruppen, was noch geht, was der Seele guttut."

Die Hospizleiterin schildert uns ganz gerührt, dass in diesem Gespräch auch klar wurde, wie alle Familienmitglieder individuelle Fähigkeiten in die Begleitung einbringen können. Alle haben dabei ihre eigenen Bedürfnisse, wie viel Distanz oder Nähe sie zur Familie und vor allem zu Christa benötigen, um diesen Abschiedsprozess zu schaffen. Die Angehörigen beweisen, dass gerade durch die Akzeptanz dieser Unterschiedlichkeit das Abschiednehmen für alle Beteiligten gelingen kann.

Sonntagmorgen, der 2. September 2018. Wir besuchen Christa, die im Rollstuhl mit uns auf die sonnige Terrasse des Hospizes fährt. Christa erklärt uns, dass sie sich entschieden hat, Ende September mit dem Sterbefasten beginnen zu wollen. Mit den Familienangehörigen und dem Hospiz ist alles geklärt und ihr geht es sehr gut. Auffällig ist für uns, dass Christa schlechter zu verstehen ist und größere Probleme hat, sich zu artikulieren als bei unserem ersten Kennenlernen. Auch Christa räumt ein, den richtigen Zeitpunkt für ihre Entscheidung gekommen zu sehen. Jetzt kann sie noch alles selbst formulieren, selbst bestimmen; denn sie fürchtet, ihre Kommunikationsfähigkeit ganz zu verlieren. Die Hospizleiterin kommt zum Gespräch hinzu und versichert, dass vonseiten der Einrichtung jegliche Unterstützung gewährleistet ist und dass sie auch schon mit dem behandelnden Arzt über die Bedarfsmedikation gesprochen hat.

Christa hat Zeit ihres Lebens gerne gegessen. Am letzten Tag, bevor sie mit Sterbefasten beginnen will, sitzt sie in gemütlicher Atmosphäre mit ihrer Mutter zusammen und zelebriert noch einmal ein gemeinsames Essen.

Hospizleiterin: „Sie hat bis zum letzten Tag genussvoll gegessen!"

1. Tag, 21.09. 2018

Christa isst und trinkt den ersten Tag nichts. Die Mitarbeiter des Hospizes beginnen mit der Unterstützung bei der Mundpflege. Christa kann noch selbst den Mund ausspülen, Zähne putzen und auch das Sprühfläschchen als Wasserzerstäuber nutzen.

2. Tag, 22.09. 2018

Christa verbringt einen Samstag bei ihrer Familie in ihrem früheren Zuhause.

3. und 4. Tag, 23.09. bis 24.09.2018

Christa ist völlig erschöpft und erfüllt von der emotionalen Verabschiedung aus der vertrauten, gelebten „familiären Lebensgemeinschaft" am Samstag. Sie verbringt den größten Teil des Tages bettlägerig. Christa braucht immer mehr Unterstützung bei der Mundpflege, da ihre eigene Feinmotorik das Bedienen der Sprühflasche nicht ausreichend ermöglicht. Wir vereinbaren telefonisch, unseren vorgesehenen Besuch zu verschieben und sie erst am nächsten Tag zu besuchen.

5. Tag, 25.09.2018

Christa liegt im Bett und begrüßt uns mit kaum hörbarer Stimme. Wir können kein richtiges Gespräch mehr mit ihr führen, jedoch schafft sie es, uns unmissverständlich auf den Weg zu geben, dass wir über ihr Sterben im Hospiz der Nachwelt berichten sollen. Wir verabschieden uns mit dem Versprechen, unser Buch auch ihr widmen zu wollen. Bemerkenswert ist für uns in diesem Moment, dass vor Christas Bett eine Folie ausgebreitet ist, auf der viele verschiedene Mosaikscherben liegen, ein größeres Gefäß und ein kleiner Eimer mit Mörtel. Wir verlassen den Raum und treffen in der Cafeteria auf die Hospizleiterin und Christas Sohn. Er erklärt uns, dass Christa ihm den Auftrag gegeben hat, ihre eigene Urne, mit deren Gestaltung sie schon begonnen hatte, zu vollenden. Laut der Hospizleiterin ist es besonders wertvoll zu erleben, dass der anstehende Tod so viel Raum im Leben einnehmen darf.

6. Tag, 26.09.2018

Es ist wunderschönes Wetter. Christa verbringt noch eine Stunde gemeinsam mit ihrer Familie am nahe gelegenen Rheinufer. Christa liebt das Wasser. Am Nachmittag lauschen sie dem Klavierspieler, einem Hospizpfleger, der in seiner Freizeit zum Vorspielen kommt, in der Cafeteria des Hospizes. Es geht Christa gut. Sie äußert keinen Durst.

7. Tag, 27.09.2018

Christa kann sich nur noch mit Mimik und Gestik verständigen. Aber sie zeigt ihrer Familie, dass sie sich wünscht, noch einmal ihr Lieblingselement Wasser zu spüren und zu baden. Allen wird klar, dass dies Christas letzter Wunsch sein wird, den die Familie ihr erfüllen kann. Die Pflegenden des Hospizes fühlen sich durch die ausgeprägte körperliche Schwäche von Christa an ihre Grenzen gebracht. So entschließt sich die Hospizleiterin, aus ihrem Arbeitsfrei ins Hospiz zurückzukommen, um Christa ihren letzten Wunsch zu erfüllen. Ein Bettlaken wird im Wasser in der gesamten Wanne ausgebreitet. Es bietet zusammen mit den vereinten Kräften der Familie eine zusätzliche Sicherheit, Christa notfalls wieder aus der Badewanne heben zu können. Sie genießt sichtlich diese Stunde bei Musik und Kerzenschein im Beisein ihrer Liebsten. Es wird gesungen und das letzte Baden wird zu einem intensiven, gemeinsamen Familienerlebnis, bei dem alle Beteiligten das Gefühl haben, an einem ganz besonderen Geschehen teilzuhaben. Christa und ihrer Familie ist es klar, dass nun der endgültige Abschied bevorsteht.

8. Tag, 28.09.2018

Christa ist ganz ruhig und schläft. Sie reagiert noch auf Ansprache und öffnet den Mund zur Pflege und Befeuchtung. Die Familienmitglieder wechseln sich immer bei ihr ab.

9. Tag, 29.09.2018

Christa verstirbt ruhig und friedlich im Beisein ihrer beiden Töchter. Die jüngste Tochter flüstert ihrer Mutter noch ihre große Liebe ins Ohr.

Während der ersten Tage des Sterbefastens, in der noch eine Umkehr zum Leben möglich gewesen wäre, hat die Hospizleiterin Christa jeden Tag die Frage gestellt: „Möchten Sie etwas verändern?" Sie wollte diese Lebens-Sterbens-Phase nicht verbal auf Sterbefasten reduzieren. Jedoch hat Christa nie ihren Entschluss angezweifelt, sie war fest dazu entschlossen, diesen Weg zu Ende zu gehen.

Wir: „Sie haben noch nie einen Sterbefastenden begleitet. Woher hatten Sie die Gewissheit, dass alles so gut verlaufen wird?"

Hospizleiterin: „Wenn Sie mir etwas zutrauen, dann schaffe ich das auch. Das Vertrauen auf das Gelingen bringt die richtige Haltung. Wenn Christa sich dann doch entschlossen hätte, diesen Prozess abzubrechen, dann wären wir auch diesen Weg mit ihr gegangen."

Wir: „Hat Christa nie über Durst geklagt?"

Hospizleiterin: „Nein, nie. Wir haben aber auch stetige Mundpflege durchgeführt. Die ersten drei Tage hat sie noch das meiste selbst ausgeführt, aber ab dem vierten Tag waren wir in kurzen Abständen immer wieder an ihrem Bett zur Mundpflege. Auch nachts haben wir häufig Christas Mundhöhle befeuchtet. Durch die Häufigkeit der Mundpflege wollten wir verhindern, dass dem

Gehirn ‚Durst' signalisiert wird. Daher haben wir zunächst ein kleines, mit Wasser gefülltes Sprühfläschchen genutzt und den Mund zusätzlich mit Kokosfett und mithilfe eines Watteträgers ausgepinselt. Sie hat sich immer wieder tiefgefrorene Eiswürfelchen (in Herzform) gewünscht. Zunehmend hat sie sich dann aber auch an wenig Flüssigkeit durch den Verstäuber verschluckt. Daraufhin haben wir Obst- und Gemüsestückchen eingefroren. Die bilden beim Auftauen nicht so eine flüssige Konsistenz, sodass die Gefahr des Verschluckens bei Christa minimal war."

Wir: „Wenn Sie nun rückblickend auf die Begleitung von Christa, ihrer ersten Bewohnerin, die Sterbefasten gemacht hat, schauen, welche Einschätzung auf der Bewertungsskala ‚0 = schrecklichst vorstellbarer Tod bis 9 = friedlichst vorstellbarer Tod' würden Sie für Christas Sterbeprozess geben?"

Hospizleiterin: „Ich gebe eine ‚10'!" (Die Antwort kommt ohne Zögern.)

Wir: „Was veranlasst Sie zu dieser Einschätzung?"

Hospizleiterin: „Christa hat es geschafft, selbstbestimmt trotz ihrer schweren Erkrankung zu leben. Sterbefasten ermöglichte ihr auch im Sterben, mit so viel Selbstbestimmung, wie es noch in einem Sterbeprozess möglich ist, bis zum Schluss zu leben. Sie hat die ihr verbleibende Zeit für sich, für ihre Familie und mit ihrer Familie und für die Hospizgemeinschaft ‚sinnvoll und lebensbejahend' genutzt. In der Begleitung von Christa ist es zu keinerlei Problemen gekommen. Eine Bedarfsmedikation mit Morphin 5 mg subcutan wurde nur einmalig angewendet; ihre Medikation gegen die krampfartigen Muskelanspannungen wurde beibehalten."

Nachbetrachtung

Ausschlaggebend für das Gelingen ist in unseren Augen Christas lange und bewusste Vorbereitung auf ihr Lebensende. Christa hatte mit allen Familienmitgliedern ihren Entschluss besprochen, selbstbestimmt ihr Sterben einzuleiten. Der Ehemann tat sich schwer, „seine Ehefrau und zugleich beste Freundin" loszulassen und hätte sie so gerne auch krank noch länger in seiner Nähe gewusst. Auch die Kinder taten sich anfangs schwer, diesen letzten Weg mit ihrer Mutter zu gehen. Allein bei ihrer Schwester konnte Christa kein Einverständnis mit diesem Schritt erzielen. Dennoch war es wichtig für beide, sich damit auseinanderzusetzen. Christa erreichte es aber, dass ihre Schwester sozusagen stillschweigend sie gewähren ließ und von Gegenmaßnahmen absah. Der Hinweis der Hospizleiterin: „Vielleicht ist es ja die Liebe Ihrer Schwester zu Ihnen, liebe Christa, die sie gegen Ihr Sterben ankämpfen lässt", machte Christa ganz nachdenklich und wirkte auf sie versöhnlich.

Christa hatte ein Konzept für ihr Leben und Sterben entwickelt und hielt daran fest. „Sie brauchte keinen Plan B", formuliert es die Hospizleiterin im Gespräch mit uns. Vorteilhaft war auch in diesem Fall, dass die Hospizleiterin Rückendeckung von ihrer direkten Vorgesetzten hatte und die Aufnahme von Christa und deren Begleitungsprozess mit ihr offen besprechen konnte.

Es war das Zusammenspiel von guter Vorbereitung und innerer Einstellung aufseiten des Gastes und offener Bereitschaft und hospizlicher und palliativer Haltung[22] aufseiten der Einrichtung, die diesen Sterbeprozess so gelungen und erfüllend werden ließ.

---

22 Cicely Saunders, die Begründerin der modernen Hospizbewegung, formulierte es einmal so: „Hospiz ist kein Ort, an dem wir uns einrichten, sondern eine Haltung, mit der wir uns begegnen."

4.2 Problemfeld Sterbefasten und Hospiz. Elfriede: „Sie sind nicht austherapiert.“

Uns ist ein anderer Fall bekannt, in dem sich eine 85-jährige Frau, nennen wir sie Elfriede, an uns wendet mit dem Wunsch, Sterbefasten durchführen zu wollen. Sie hat die Diagnose Magenkrebs und schon eine Magenresektion und Chemotherapie hinter sich gebracht. Sie lehnt jede weitere Therapie ab, denn sie hat unter den Nebenwirkungen schrecklich gelitten. Des Weiteren leidet sie seit fast 30 Jahren unter Depressionen und hat durch die jahrelange Einnahme von Antidepressiva starkes Händezittern (Tremor activans). Sie bittet uns um Zusendung der Formularvordrucke für eine Patientenverfügung mit dem Zusatz für Sterbefasten und die Modifikation der Garantenpflicht.[23]

Da sie alleinstehend ist und keine Angehörigen, sondern nur eine ihr nahestehende Freundin hat, ersucht sie beim Hospiz in ihrer Nähe um Aufnahme. Sie erklärt der Hospizleiterin, dass sie weitere Therapien wegen der schlimmen Begleiterscheinungen rigoros ablehnt. Sie ist leidenssatt und möchte im Hospiz sterben. Die Hospizleiterin erwidert, dass sie noch nicht sterbend ist, da der Arzt ihr mithilfe weiterer Therapien noch Lebenszeit verschaffen könne. Das aber lehnt Elfriede entschieden ab. Sie will das alles nicht mehr ertragen, sondern wünscht sich nur noch ein Sterben in Frieden. Als sie den Wunsch äußert, im Hospiz Sterbefasten durchführen zu wollen, lehnt die Hospizleiterin die Aufnahme dieser Frau vehement mit der Begründung ab: „Der Krebs ist ja noch gar nicht austherapiert und an Depression stirbt man nicht!“

23 Wenn durch den Arzt geklärt ist, dass der Sterbewillige seine Entscheidung freiverantwortlich getroffen hat, „sich nicht in einer Depression oder sonstigen krankhaften Einschätzung seiner Willensbildung befindet,“ auch nicht unter Druck Dritter handelt, „entlässt der Patient alle, Angehörige, Ärzte oder Pflegekräfte, aus der Verpflichtung, für sein Leben zu ‚garantieren‘“ (Putz 2016, Seite 27 und 298).

Nachbetrachtung

Eine Woche später erreicht uns ein Brief, in dem Elfriede sich für unsere „hilfsbereite Einstellung“ bedankt und uns mitteilt, dass sie – wenn wir den Brief in Händen halten – schon durch Tabletteneinnahme verstorben sein wird. Unser sofortiges Nachforschen ergibt, dass sie tatsächlich am Vortag aus dem Leben geschieden ist.

Dieser für uns überraschende Tod von Elfriede hat uns sehr bewegt und erschüttert. Wie gerne hätte sie ihre letzten Lebenstage in einem Hospiz, liebevoll begleitet, beschließen wollen.

Wem steht das Recht zu, zu entscheiden, ob weitere Therapien durchgeführt werden sollen? Nach unserer Auffassung von Selbstbestimmung ist das nur der Patient selbst! Was ist und was beinhaltet eine „hospizfähige“ Diagnose? War es Elfriedes Entschluss, ihr Leben durch Sterbefasten zu beenden, der zur Ablehnung der Aufnahme führte? Hätte Elfriede eine Chance gehabt, in Christas Hospiz (Kapitel 4.1, Seite 125) aufgenommen zu werden? Hätte die Hospizleiterin von Elfriede Christa auch abgelehnt?

Wir erinnern uns noch an das letzte Telefonat mit Elfriede, in dem sie fragte, ob von uns Menschen nach dem Tod etwas zurückbleiben werde. Wir haben ihr dann die folgende Parabel erzählt, die Elfriede wohl auch gefallen hat, denn sie schreibt uns in ihrem Abschiedsbrief vom „wunderbaren Bild im Geiste vom Glas Wasser“.

Jedes Menschenleben entspricht einem mit Wasser gefüllten Glas. Wenn das Wasser bei unserem Tod ins Meer geschüttet würde, würde sich „unser“ Wasser so mit dem Weltmeer vermischen, dass man es nicht mehr herausfiltern könnte. Das gesamte Wasser eines Lebens könnte nie mehr in seiner so individuellen Zusammensetzung in einem Glas aufgenommen werden. Aber da sich alles im großen Wasser vermischt hat und sich somit im Kreislauf des Lebens befindet, würde man bei jedem Kontakt mit dem Meer, mit jedem Regentropfen, jeder Pfütze in mögliche Berührung kommen mit dem ganz persönlichen Wasser(tropfen) dieser einen Person. Wir sind ein Teil des Ganzen. „Der Tod ist nur dann nicht völlig sinnlos, wenn wir uns selbst als Teil eines größeren Ganzen sehen: einer Familie, einer Gemeinde, einer Gesellschaft.“ (Gawande 2017, Seite 158)

5 Erfahrungsberichte von abgebrochenem Sterbefasten

5.1 Begleitung von Martha durch ihren Ehemann: „Unverzeihliches Verhalten"

Im Februar 2016 nimmt der Ehemann von Martha telefonisch Kontakt mit uns auf, mit der Bitte um Zusendung von Mundpflegetipps für seine Frau, die im Alter von 70 Jahren ihr Leben mit Sterbefasten beenden will. Sie leidet seit Jahren unter Depressionen, die sie immer wieder zu Aufenthalten in einer psychiatrischen Klinik zwingen. Ihr Leben empfindet sie als sinnlos und unerträglich belastend, mit keinerlei Aussicht auf Besserung. Auch die Klinikaufenthalte haben nie wirklich eine Verbesserung ihres Zustandes erreicht.

Auf unsere Frage, wie er denn zu dem Entschluss seiner Frau steht, antwortet er, dass er in keinster Weise einverstanden ist. Auch die Kinder sind entsetzt und haben aus „Wut und Unverständnis" über den Plan ihrer Mutter zurzeit den Kontakt zu ihr eingestellt. Er hat sich aber entschieden, aus Liebe zu ihr, ihren Entschluss zu tolerieren und sie dabei zu begleiten. Akzeptieren wird er es aber nie. Wir fragen, ob seine Frau denn als freiverantwortlich gilt und nicht der Psychiater eingeschaltet werden muss. Er antwortet, dass der Psychiater von ihrem Entschluss weiß und ihr trotzdem die Freiverantwortlichkeit bestätigt hat. Sein Versuch, sie von ihrem Vorhaben abzubringen, war vergeblich.

Seine Frau beginnt kurz nach unserem Telefonat mit dem Sterbefasten zu Hause. Sie setzt nach Absprache mit dem Psychiater alle Medikamente ab (vor allem das Antidepressivum).

Der Ehemann holt sich seine Schwester als „Verstärkung" für die Begleitung seiner Frau hinzu. Beide kümmern sich fürsorglich, jedoch mit vielen Vorbehalten um die sterbensbereite Martha. In dieser Zeit der Begleitung spricht die Ehefrau nicht viel, liegt häufig im Bett und hält konsequent das Nicht-Essen und Nicht-Trinken durch. Die ersten Tage kann sie die Mundpflege noch selbstständig durchführen, wird dann aber augenscheinlich immer schwächer und bittet um Mundpflege am Bett. Der Ehemann und seine Schwester sind entsetzt, wie schnell sich die Schwächung des Körpers zeigt, und meinen, Martha schon in der finalen Phase zu sehen. Nach einer Woche völligen Fastens setzt sich die Ehefrau nachts plötzlich im Bett auf, schaut sich um und steht auf. Wie aus dem Nichts kann sie plötzlich wieder gehen, sich anziehen und erklärt, dass sie sich in keiner Weise „umbringen" will, sondern ihr Ehemann und seine Schwester sie in Ruhe lassen sollen. Sie sagt, dass sie leben will und nicht versteht, was beide mit ihr „vorhätten".

Bei den beiden besteht völlige Ratlosigkeit und Entsetzen. Schließlich haben sie sie nur beim Sterbefasten begleitet, einem Vorhaben, dem sie kritisch, ja sogar ablehnend gegenüberstehen. Es war ihr alleiniger Wunsch zu sterben. Die Nacht vergeht mit vielen Beschimpfungen, Schuldzuweisungen und völligem Unverständnis aller Beteiligten untereinander. Jeder meint, die Rolle des anderen völlig falsch beurteilt zu haben.

Am nächsten Tag begibt sich Martha wieder zum Psychiater, der eine erneute Krankenhauseinweisung befürwortet, um die häusliche Situation erst einmal zu entschärfen.

Nach dem Psychiatrieaufenthalt wird Martha nach Hause entlassen. Ihr Mann braucht lange Zeit, ihr „zu verzeihen" und Normalität im Alltag aufkommen zu lassen. Es ist gar nicht so sehr der Wunsch, durch Sterbefasten zu sterben, der Marthas Ehemann auf seine Frau verärgert sein lässt. Es ist vielmehr der Umgang mit dem selbst herbeigeführten Abbruch, der ihn lange Zeit unversöhnlich bleiben lässt. Die direkten und indirekten Vorwürfe seiner Frau an ihn und seine Schwester: „Was sie denn da mit ihr machen würden. Das ginge ja gar nicht. Sie sollen sie in Ruhe lassen", verletzen ihn und seine Schwester zutiefst. Seine Schwester ist – im Gegensatz zu ihm – immer noch völlig unversöhnlich mit ihrer Schwägerin wegen deren „unverzeihlichem Verhalten". Auch für ihre Kinder ist zwar wieder der Alltag eingekehrt, aber es bleibt ein bitterer Nachgeschmack.

Weder der Ehemann noch die Kinder, geschweige denn die Schwester, sind bereit, sie ein weiteres Mal bei einem Wunsch nach Sterbefasten zu begleiten.

Nachbetrachtung

Wir haben versucht, uns in die Situation hineinzuversetzen, in der diese drei Menschen gesteckt haben. Sowohl die Vorbereitung für das Sterbefasten als auch die Tage der Begleitung müssen für alle drei Beteiligten sehr aufreibend gewesen sein. Wenn dann Martha ihr selbst gewähltes Sterbefasten mit Vorwürfen und Unterstellungen an den Ehemann und seine Schwester abbricht, verwundert es uns nicht, dass Wut, völliges Unverständnis bis hin zum Nichtverzeihenwollen bei den Begleitern zurückbleiben.

Wie will ich einen mir vertrauten Menschen beim Sterben begleiten, wenn ich mit seinem Entschluss nicht einverstanden bin und diesen nicht nachvollziehen kann? Wenn der Ehemann möglicherweise sogar Groll in sich spürt, wie will er liebevolle Mundpflege bei Martha durchführen? Problematisch können wir uns auch die Gespräche vorstellen, die in der Woche des Sterbefastens gehalten wurden. War da ein gemeinsamer Rückblick auf das zusammen verbrachte Leben möglich? Wie haben sie die Zeit verbracht? Der Ehemann schildert seine Frau als sehr wortkarg und zurückgezogen in dieser Zeit. Es gab auch keinerlei Unternehmungen und Besuche, denn die Kinder hatten ja den Kontakt zu ihrer Mutter abgebrochen.

Ein uns bekannter Hausarzt beschreibt aus seiner Praxis, dass er dieses Phänomen des Sichumentscheidens gut kennt. Einige seiner Patienten, die an einer Depression litten, hatten mehrfach begonnen zu fasten, um ihrem Leben ein Ende zu setzen. Die nach einer Woche frei werdenden Endorphine im Gehirn hatten bei ihnen zu einer deutlichen Stimmungsaufhellung geführt und damit zum Entschluss, ins Leben zurückzukehren.

5.2 Begleitung von Paula: „Ich bin anonym."

Es ist der 18. Dezember 2016. Das Telefon klingelt und eine schwache, leise, weibliche Stimme meldet sich: „Guten Tag, ich bin anonym! Ich habe Ihr Buch gelesen und möchte mich nun gerne erkundigen, ob ich Sterbefasten auch alleine machen kann. Ich bin nämlich ganz alleine."

Wir fragen, ob sie uns nicht ihr Alter angeben und den Grund für den Entschluss zu diesem Weg erzählen will. Sie ist 80 Jahre alt und weint, als sie uns vom Sterben ihres Mannes berichtet, den sie zehn Jahre zuvor begleitet hat. Er hat ihr noch auf dem Sterbebett eine Liebeserklärung gemacht. Weinerlich gesteht sie, dass sie schon seit geraumer Zeit keine Lust mehr auf das Leben hat. Sie leidet unter Osteoporose sowie einer chronisch asthmoiden Bronchitis und bekommt bei den Hustenanfällen immer Panikattacken. Sie hat einen Nierenkrebs hinter sich gebracht.

Paula: „Ich faste seit sechs Tagen und habe bereits sechs Kilo abgenommen. Ich wollte fragen, ob ich denn meine Medikamente mit Wasser einnehmen darf? Ich nehme Kytta Sedativum®."[24]

Wir: „Natürlich können Sie dieses Medikament einnehmen. Nehmen Sie sonst noch Medikamente ein?"

Paula: „Nur manchmal ein Magenmedikament, so wie es Ihre Mutter auch gemacht hat. Ich leide auch öfters unter Nüchternmagenschmerzen – besonders nachts. Aber mit dem Mittel Pantozol® halte ich es gut aus."

Auf unsere Frage hin, ob sie keine Verwandten oder Freunde hat, antwortet sie, dass sie einen Sohn hat, der sich zurzeit auf Geschäftsreise in China befindet. Und Enkelkinder sind in der Nähe.

Wir: „Haben Sie denn mit Ihrem Sohn über Ihren Entschluss, sterben zu wollen, gesprochen, bevor er auf die Chinareise gegangen ist?"

Paula: „Nein, niemand darf es wissen. Ich möchte das ganz alleine machen. Mein Sohn würde sich sonst zu viele Sorgen machen. Ich möchte auch niemandem zur Last fallen. Es geht doch

24 Kytta-Sedativum®-Dragees sind ein pflanzliches Beruhigungsmittel.

auch sicherlich ohne Arzt. Den will ich genauso wenig belasten mit meinen Sorgen."

Wir versuchen, ihr zu erklären, dass Sterbefasten Begleitung braucht; jemanden, der sich liebevoll um sie kümmert, wenn sie zu schwach wird, um sich selbst zu versorgen. Aber Paula will nichts davon hören. Sie meint, es alleine schaffen zu können. Sie hat sich auch schon ein Mundgel besorgt, dass sie sich dann ans Bett legen wird für die Mundpflege in den letzten Tagen. Vor einiger Zeit hat sie die Patientenverfügung dahingehend aktualisiert, dass sie auf keinen Fall ernährt werden will und keine lebensverlängernden Maßnahmen haben möchte. Ihre Stimme ist im Laufe des Gespräches viel fester und klarer geworden. Sie erzählt uns, dass sie Philosophie und Psychologie studiert hat, es aber durch die Ehe zu keinem Abschluss kam. Es ist ein langes, intensives Gespräch, das wir drei miteinander führen.

Paula: „Es tut so gut, mit ihnen zu reden. Alles kann ich ansprechen. Jetzt will ich ihnen auch meinen Namen verraten. Ich heiße Paula …"

Wir geben ihr zu bedenken, dass sie ihren Sohn nicht wirklich verschont, wenn sie ihm ihren Sterbewunsch verschweigt. Auch ihre Enkel werden nachträglich umso mehr zu verarbeiten haben, wenn sie diesen eine Aussprache unmöglich macht. Der Sohn und die Enkel werden schwerer an der Trauer zu tragen haben, wenn die Mama und Oma so plötzlich ohne Ankündigung tot aufgefunden wird und dieser Tod auch noch von ihr selbst herbeigeführt wurde. Zum Abschied verspricht sie uns, über unsere Einwände nachzudenken. Wir vereinbaren ein weiteres Telefonat am übernächsten Tag.

20.12.2016

Paula: „Guten Morgen." Paula spricht ganz leise mit zitteriger Stimme.

Wir: „Wie geht es Ihnen? Sind Sie noch entschlossen, durch Sterbefasten sterben zu wollen? Wollen Sie nicht mit Ihrem Sohn reden und ihn einweihen?"

Paula: „Nein, das will ich auf keinen Fall."

Sie hofft, schon vor Weihnachten gestorben zu sein, bevor ihr Sohn von seiner Geschäftsreise zurück ist. Sie isst nun seit acht Tagen nichts und trinkt nur, um die beiden Medikamente, die sie noch einnehmen muss, herunterschlucken zu können.

Paula: „Aber hören Sie, ich weiß jetzt, wie Jesus aus Wasser Wein gemacht hat. Er hat auf seinen Wanderungen tagelang nichts getrunken und als er dann den ersten Schluck Wasser wieder trinken konnte, schmeckte dieser wie der köstlichste Wein!"

Wir müssen alle drei über diese herrliche Idee lachen. Paula erklärt, dass sie sich schon sehr schlapp und müde fühlt, aber durch das Hören klassischer Musik die Zeit gut durchzuhalten ist.

Durch Paulas Erklärungen, warum sie ihren Sohn nicht über ihr Vorhaben informieren will, wird klar, dass sie sich im Grunde nur noch als Last empfindet. Sie selbst kann ihren Tag nicht mehr sinnvoll gestalten. Wie soll sie ihrem Sohn noch nützen, was kann sie ihm noch bieten? Sie sagt, dass er unendlich viel Arbeit hat und die wenige verbleibende Freizeit lieber mit den Enkeln verbringen soll und nicht mit seiner alten Mutter. Ihre Lebenszeit fand mit dem Tod ihres geliebten Mannes den Abschluss, die Vollendung. Sie selbst empfindet ihren baldigen Tod als eine große Entlastung für ihren Sohn trotz der Trauer, die zurückbleiben wird. Unsere Einwände lässt sie nicht gelten.

Paula: „Ich bin jetzt müde. Wir telefonieren die Tage wieder."

22.12.2016

Paula: „Stellen Sie sich vor, mein Sohn ist eher aus China zurückgekommen. Er war ganz entsetzt, wie dünn ich geworden bin. Übermorgen holen Sie mich zu Weihnachten zu sich. Ich müsse doch wieder mal ‚was auf die Rippen kriegen'. Mein Sohn hat sich so gefreut, mich zu sehen, und hat auch ganz viel von China erzählt. Ich muss mal schauen, wie ich das dann alles so mache."

Wir wünschen ihr eine gute Zeit zusammen mit ihren Enkeln und ihrem Sohn und versprechen, uns nach Weihnachten wieder zu melden.

26.12.2016

Paula: „Ach, die ganze Familie war Weihnachten zusammen. Sie hatten lauter leckere Sachen gekocht und da hab ich halt ein kleines Stückchen Gans mitgegessen. Ich konnte es Ihnen doch nicht antun, nichts zu essen. Aber wissen Sie, es ist mir gar nicht gut bekommen. Zu Hause musste ich noch eine Magentablette nehmen."

Wir: „Haben Sie denn mit Ihrem Sohn gesprochen? Oder hat er etwas gemerkt, da Sie so dünn geworden sind?"

Paula: „Ja, mein Sohn meint, er wolle sich zusammen mit den Enkeln jetzt mehr um mich kümmern, damit ich wieder zu Kräften kommen kann. Die Enkel haben sich auch so gefreut auf mich. Ich kann ihnen das nicht antun. Das ist mir so klar geworden. Ich danke Ihnen herzlich für Ihre Bemühungen und Ihre Geduld mit mir. Jetzt mach ich doch nicht Sterbefasten. Aber ich will es mir als letzte Möglichkeit im Kopf behalten. Ich könnte es schaffen, das könnte ich!"

Wir haben Paula geraten, trotz aller Vorbehalte offen mit dem Sohn über ihre Lebensunlust zu sprechen. Er sollte wissen, dass sie im Grunde nicht mehr leben will, um im Notfall zu helfen, ihre Patientenverfügung umzusetzen, in der sie verlangt, dass keine lebensverlängernden Maßnahmen zum Einsatz kommen. Sie sollte ihn nach der Aussprache als Bevollmächtigten einsetzen.

Wir haben Tage und Wochen später noch mehrmals versucht, Paula zu erreichen, sie ging aber nie ans Telefon. Leider können wir nicht sagen, wie es mit Paula weitergegangen ist.

Nachbetrachtung

Auch in diesem Fall ist uns wieder deutlich geworden, dass die fehlende Kommunikation eines der größten Probleme darstellt. Die Mutter will ihren arbeitsmäßig überlasteten Sohn mit ihren Problemen verschonen und der Sohn hofft möglicherweise, dass das Thema, wie es mit seiner Mutter mal weitergehen wird, zurzeit noch nicht ansteht. Beide schonen den anderen und sich selbst. Denn das Sprechen über Paulas Todeswunsch oder das Nachdenken des Sohnes darüber, wie es mit seiner Mutter in Zukunft weitergehen kann, erfordert von allen Seiten Zeit, ein offenes Ohr, Einfühlungsvermögen und die Bereitschaft, sich auf Neues und Unbequemes einzulassen.

Es ist ein Trugschluss, dass man diese Themen rund um die Endlichkeit erfolgreich verschieben oder sogar ganz ausklammern kann. Irgendwann kommt die Beschäftigung mit der verbleibenden Lebenszeit der alten Eltern und mit ihrem Sterben auf uns als Kinder zu. Und es gelingt viel eher, eine für alle Seiten akzeptable Lösung zu finden, wenn wir bereit sind, uns zusammenzusetzen und offen und ehrlich über uns, unsere Vorstellungen und Wünsche zu sprechen. Nur so können wir erreichen, dass wir den anderen auch verstehen und uns auf Augenhöhe unterhalten. Ist das nicht ein inniger Wunsch, den wir alle in uns tragen: gehört, verstanden und geliebt zu werden, auch wenn wir einmal alt sind? Zur allumfassenden Versorgung der Eltern gehört irgendwann auch das liebevolle Loslassen.

6 Sterbefasten bei Demenz

6.1 Begleitung von Walter durch seinen Freund Rüdiger: „Wenn du um Trinken bettelst und ich dir nichts geben soll, ist das für mich, wie selbst Hand anzulegen.“

„Bitte um Ihren Rat
Sehr geehrte Frau und Herr zur Nieden!
In einer sehr schwierigen Situation erlaube ich mir, Sie anzuschreiben.
Über Ihr Buch ‚Sterbefasten‘ bin ich auf Sie aufmerksam geworden.
Um Ihre Zeit nicht zu sehr in Anspruch zu nehmen, fasse ich mich kurz: Seit mehreren Jahrzehnten bin ich mit einem nunmehr 82-jährigen Mann namens Walter befreundet. Nach einer kurzen Phase der häuslichen Betreuung, in erster Linie durch mich und weitere Freunde und einen ambulanten Pflegedienst, lebt er nunmehr in einem Pflegeheim. Bei ihm wurde Alzheimer-Demenz diagnostiziert, und die Krankheit schreitet deutlich fort. Er ist aber noch zu sehr klaren Aussagen und wohlüberlegten Entscheidungen in der Lage. Dazu kommen zahlreiche andere Erkrankungen, sodass er das Bett kaum noch verlassen kann. Der philosophische Austausch über die Anschauung von Leben, Sterben und Tod durchzieht unsere Freundschaftsgeschichte wie ein roter Faden.
Mein Freund hat die bewusste Entscheidung getroffen, zu sterben, und diese Entscheidung kann ich sehr gut verstehen, sie ist nicht nur Ausdruck seiner aktuellen Lage, sondern seiner konstanten Lebenseinstellung.
Ich habe ihm versprochen, ihn nicht im Stich zu lassen und ihn bei seinem selbst gewählten Sterben zu begleiten. Gleichwohl habe ich zusammen mit seinen Freundinnen und Freunden in

den letzten Monaten alles versucht, ihm die noch verbleibenden Freuden des Lebens schmackhaft zu machen. Seine Entscheidung bleibt aber klar und wird von ihm eindringlich vorgetragen. Er hat überhaupt keine Angst vor dem Tod und freut sich darauf, dankbar Abschied nehmen zu können; er kann es gar nicht mehr erwarten.

Mein Problem ist nun: Im Pflegeheim und bei seiner jungen, wohl noch recht unerfahrenen Hausärztin, löst sein Wunsch eine große Verunsicherung und Überforderung aus. Ebenso war ich bemüht, den Kontakt zur SAPV (spezialisierte ambulante Palliativversorgung) aufzunehmen, jedoch führten diese Versuche nicht sehr weit. Es läuft darauf hinaus, meinen Freund wieder nach Hause zu bringen und dort zu begleiten; dieser Schritt war ohnehin vorgesehen, weil sich die Anforderungen an die Pflege in den letzten Monaten auf ein Maß reduziert haben, die wir zu Hause bewältigen können. Ich brauche aber ärztliche Unterstützung, um mir selbst die Begleitung beim Sterbefasten zuzutrauen und diese verantworten zu können.

Kennen Sie eine erfahrene Ärztin oder einen erfahrenen Arzt in dem Wohnort meines Freundes, die oder der uns unterstützen könnte?

Wenn Sie antworten oder mich anrufen, würde ich mich sehr freuen.

Haben Sie herzlichen Dank

Rüdiger“

Wir rufen noch am selben Tag bei Rüdiger an und führen ein langes und intensives Gespräch. Mehr durch Zufall kennen wir eine Palliativmedizinerin an Rüdigers Wohnort, mit der Rüdiger offen und ohne Hemmungen über das Anliegen seines Freundes und die benötigte medizinische Unterstützung sprechen könnte. Rüdiger scheint hörbar erleichtert, einen kompetenten Ansprechpartner finden zu können. Er beschreibt seinen Freund Walter als jemanden, der viele Entscheidungen in seinem Leben getroffen hat, sie aber nicht gerne alleine umsetzte. So scheint es Walter auch in diesem Fall handhaben zu wollen. Rüdiger soll ihm helfen, diesen Plan des Sterbens umzusetzen. Walter befürchtet, Rüdigers Hilfe in Anspruch nehmen zu müssen, falls er aufgrund der fortschreitenden Demenz das Vorhaben vergessen sollte, sein Leben durch Sterbefasten zu beenden. Rüdiger weist ihn direkt auf dieses Problem hin und verspricht ihm, ihn gerne begleiten zu wollen, dass er aber keine aktive Rolle übernehmen möchte. Daraufhin erklärt Walter gereizt, dass er unmittelbar mit dem Essen und Trinken aufhören wird.

Rüdiger, der ein gerne gesehener Besucher im Altenheim ist, spricht daraufhin das Problem mit den zuständigen Pflegenden im Heim an. Es wird eine Woche später ein ethisches Gespräch anberaumt, bei der auch die Heimleitung und die Ärztin zugegen sind. Alle sind offen für Sterbefasten und besprechen, wie sie sich juristisch absichern können. Es ist ein gutes Gespräch mit Klärung aller offenen Fragen zur Zufriedenheit aller Beteiligten.

Am nächsten Tag bespricht die Bezugspflegerin alle Details noch einmal mit Walter und erklärt ihm, dass ab jetzt kein Gewichts- und Einfuhrprotokoll mehr geschrieben wird und auch das wöchentliche Wiegen unterlassen wird. Die Pflegerin macht deutlich, dass sie aus rechtlichen Gründen immer wieder nachfragen wird, ob er etwas essen oder trinken möchte, er aber jederzeit, ohne sich lange erklären zu müssen, alles ablehnen kann.

Walter ist unzufrieden. Er möchte die Zusage seines Freundes Rüdiger und der Pflegenden, dass sie, falls er im Verwirrtheitszustand um Essen und Trinken betteln sollte, seinen Wunsch ablehnen, damit sein Sterben nicht unnötig verlängert wird.

Wir diskutieren lange mit Rüdiger über diesen Wunsch von Walter. Es ist ein Ansinnen, das Rüdiger in große Gewissenskonflikte bringt. Er soll einem Freund, der um Trinken bettelt, nichts zu trinken reichen? Wie soll er das verantworten können? Unterstützt durch unsere Gespräche, gelingt es Rüdiger, seine Position Walter gegenüber zu finden. Er erklärt Walter beim nächsten Besuch: „Wenn du um Trinken bettelst und ich dir nichts gebe, ist das für mich, wie selbst Hand an dich anzulegen, und das werde ich nicht tun!“

Rüdiger und wir versprechen uns, in Kontakt zu bleiben.

Die Woche nach unserem Telefonat ist nach Rüdigers Angaben „turbulent“ gewesen. Die wiederholten Diskussionen um das mögliche „Betteln um Trinken“ schwächen Rüdiger so, dass er krank wird und sich erst einmal von seinem Freund zurückzieht. Auch zwischen uns entsteht eine „Sendepause“.

Ungefähr einen Monat nach dem ersten Telefonat meldet sich Rüdiger wieder bei uns. Die Situation im Heim hat sich verändert und damit für Rüdiger entspannt, denn Walter hat einen weiteren Schub in der Demenzerkrankung erlitten. Er ist zwar noch zu sich als Person orientiert, aber das Thema Sterbefasten erwähnt er nicht mehr. Er isst auch wieder mit Genuss. Rüdiger kommentiert: „Walter hat seine Autonomie über sein Leben innerhalb eines halben Jahres völlig verloren.“ Auch die Lösung, Walter wieder mit nach Hause zu nehmen, ist nicht mehr von Bedeutung. Hier im Heim lebt er im Augenblick gut und fühlt sich anscheinend wohl. Das Leiden unter der immer weiter fortschreitenden Demenz ist dem Leben-eingebunden-in-Demenz gewichen.

Walter isst und trinkt wieder gerne und niemand wagt es, ihm das zu verweigern, obwohl er in seinen klaren Momenten darum gebeten hatte.

Nachbetrachtung

Bei beginnender Demenz ist das Erstellen einer Patientenverfügung absolut wichtig. Es sollte unbedingt vermerkt sein, ob man bei weit fortgeschrittener Demenz weiterhin Nahrung, auch künstlich, zugeführt bekommen will oder nicht (vgl. Borasio 2011, Seite 100–115). Nach unserer Ansicht ist es nicht möglich und unzumutbar, den Bevollmächtigten schriftlich zu verpflichten, dem Demenzkranken das Essen und Trinken zu verweigern, damit er im fortgeschrittenen Stadium der Demenz durch Sterbefasten versterben kann. Wenn der schwer Demenzkranke sogar wieder gerne isst und trinkt, da er nicht mehr unter seiner Demenz leidet, kann der Bevollmächtigte ihm nicht die Nahrung verweigern, denn damit würde er sich strafbar machen.

Wer daher die Diagnose Demenz erhält und selbstbestimmt sterben möchte, um dieser Erkrankung zuvorzukommen, muss dieses in einem frühen Stadium planen und ausführen, „solange die ‚Tatherrschaft' noch bei ihm liegt" (Swientek 2008, Seite 122), weil ihn später die Demenz selbst an der Ausführung hindern wird.

Man muss es (zu) früh tun, sonst ist es zu spät.

7 Erfahrungen mit geplantem Sterbefasten

7.1 Begleitung von Karl: „Ich wünschte, ich hätte einen bösartigen Krebs!"

Wir lernen Karl im Juni 2015 telefonisch kennen. Er sucht über unsere Homepage den Kontakt zu uns, da er sein Leben durch Sterbefasten beenden will. Karl wirkt aufgeregt und hektisch während des ersten Telefonats. Er spricht schnell und versucht, uns sachlich seine Symptome zu schildern, die ihn zu diesem Entschluss förmlich gezwungen haben.

Karl: „Seit mehr als 30 Jahren leide ich an einer psychischen Störung und bin seit 15 Jahren in psychiatrischer Behandlung. Der gesamte Tagesablauf wird von Zwängen bestimmt. Zuerst war es nur ein Waschzwang, der aber leider auch einen Kontrollzwang mit vielen Ritualen im Schlepptau hatte. Seitdem ich noch eine schwere Essstörung entwickelt habe, machen sich zunehmend neben den vielen seelischen Traumata auch körperliche Symptome bemerkbar. Durch diese vielen Zwänge entstehen immer mehr Ängste und Unsicherheiten, die wiederum strengere Rituale als Sicherheit fordern. Die Rituale, die ich für mein Zuhause entwickelt habe, helfen mir zu überleben und schränken mich aber gleichzeitig in meiner Lebensgestaltung extrem ein. Ich gehe zwar meiner Arbeit als Sozialarbeiter im Heim nach, wo man nichts von meiner Erkrankung weiß. Sobald ich jedoch zu Hause bin, bestimmen die quälenden Ängste all meine zwanghaften Handlungen. Niemanden kann ich zu mir nach Hause lassen. Ich vereinsame immer mehr. Meine Frau hat mich schon vor Jahren verlassen wegen ‚Unzumutbarkeit des Zusammenlebens' und unsere gemeinsame Tochter mitgenommen. Gott sei Dank hab ich einen guten Kontakt zu meiner Tochter. Sie ist mein einziger Trost. Sie weiß von meinen Zwängen, aber da wir uns nie bei mir treffen, sondern immer neutrale Treffpunkte wählen, kennt sie den genauen Schweregrad meiner Erkrankung nicht. Das ist auch gut so, denn ich will sie nicht damit belasten. Sie ist gerade eine liebevolle Beziehung zu einem netten jungen Mann eingegangen. Ich hoffe, dass alles gut geht.

Meine Klienten mögen mich. Ich bin sicherlich gut in meiner Arbeit, da ich zuhören kann und das Leid der Patienten sehe, aber mein Leid sieht niemand. Der Psychiater verschreibt mir Unmengen an Medikamenten, da ich mich nach vielen Zwangsaufenthalten in den diversen Kliniken weigere, noch einmal stationär zu gehen. Aber sie helfen mir nicht. Ich bin so müde, so lebens- und leidenssatt. Ich sehne mich nach Erlösung und die werde ich nicht mehr hier auf Erden finden, da niemand mir meine Zwänge nehmen kann. Ich bin ein Sklave meiner selbst. Wenn ich doch nur einen bösartigen Krebs hätte anstatt einer psychischen Erkrankung, dann wäre alles leichter. Krebs ist anerkannt, da bekommst du Zuwendung und Mitgefühl. Bei psychischen Erkrankungen reagieren die Mitmenschen mit Unverständnis und wenden sich ab. Bei Krebs darfst du an die Öffentlichkeit, bei Zwängen lebst du im Versteck.“

Wir: „Das hört sich an, als wären Sie völlig verzweifelt und verbittert?“

Karl: „Ja, ich will nicht mehr leben. Wenn ich einmal tief in mich hineinhöre, dann fühlt sich nur noch der Gedanke an den Tod gut an, wirklich befreiend. Ich möchte durch Sterbefasten selbstbestimmt sterben. Das ist auch so ein beruhigender Gedanke, dass mir wenigstens im Sterbeprozess mein Esszwang helfen wird, auch diesen Weg bis zum Ende durchzustehen. Im Nicht-Essen bin ich perfekt.“

Wir: „Wie alt sind Sie, Karl?“

Karl: „Ich bin 55 Jahre alt.“

Wir: „Wir können uns im Grunde nicht vorstellen, wie man mit solchen Zwängen leben kann. Es muss ganz entsetzlich sein, wenn der Alltag in ein Ritualkorsett gezwängt ist und neben der Arbeit keinerlei Freiraum mehr lässt. Sie sind eigentlich noch viel zu jung für die Methode des Sterbefastens. Dann werden Sie heftiger unter Durstgefühl leiden, als hochbetagte Menschen müssen. Wen hätten Sie denn an Ihrer Seite, der Sie beim Sterbefasten begleitet?“

Karl: „Ich bin alleine. Es muss alleine klappen. Ich kann niemanden damit belasten. Und wenn ich das jemandem erzähle, kommt es wohlmöglich wieder zu einer Zwangseinweisung. Nein, niemand darf es wissen."

Wir: „Wenn aber Ihre Tochter Sie sucht, da Sie nicht zu erreichen sind, was geschieht dann, wenn Sie bei Ihnen auftaucht und Sie in ihrer Wohnung völlig entkräftet vorfindet?"

Karl: „Das darf nicht passieren. Auf keinen Fall. Das wäre schrecklich für meine geliebte Tochter. Sie darf durch mich nicht zu Schaden kommen."

Wir: „Sagen Sie, haben Sie Ihrem Psychiater schon von Ihrem Vorhaben erzählt? Weiß er, dass Sie sterben wollen?"

Karl: „Nein, warum sollte ich ihn informieren?"

Wir: „Wissen Sie, es wäre schon wichtig, wenn der Psychiater informiert wäre, denn nur er kann Ihnen eine Freiverantwortlichkeit bescheinigen[25], und die brauchen Sie. Ansonsten müsste jeder, der von Ihrer Absicht des Suizids erfährt und weiß, dass sie psychisch krank sind, sofort Hilfe organisieren, um sich nicht der Beihilfe strafbar zu machen. Das heißt, auch wir dürfen nicht offen mit Ihnen alles besprechen, wenn nicht klar ist, dass Sie freiverantwortlich sind und ihr Entschluss zu sterben, wohlerwogen ist."

Karl: „Ich denke, er wird mir auf jeden Fall meine Freiverantwortlichkeit bescheinigen. Er sagt ja immer, dass ich ein intelligenter Mann bin, der leider nur von Zwängen beherrscht wird. Ich habe diese Woche einen Termin bei ihm. Ich werde ihn fragen. Niemand soll Probleme durch mein Verhalten bekommen."

Nach dem Termin beim Psychiater sendet uns Karl eine Mail, in der er uns die vom Psychiater ausgefüllte Freiverantwortlichkeit mitschickt, und bittet uns um ein weiteres Telefonat, da er uns noch einiges zu erzählen hat.

Einen Tag später ist Karl wieder am Telefon. Seine Stimme hört sich freundlich an und ruhiger als beim ersten Mal. Er kommt sofort zur Sache.

---

25 Seit Inkrafttreten des § 217 StGB im November 2015 könnte das Ausstellen einer solchen Freiverantwortlichkeitsbescheinigung den Tatbestand der geschäftsmäßigen Förderung eines Sterbewunsches erfüllen.

Karl: „Ich habe meinen Psychiater informiert, dass ich die Absicht habe, in nächster Zeit mein Leben durch Sterbefasten zu beenden. Er war ganz entsetzt. Stellen Sie sich vor, er hat mich wirklich gefragt, ob ich denn mit der bisherigen Behandlung so unzufrieden sei, dass ich solch einen Schritt in Erwägung ziehe. Dem war gar nicht bewusst, was für einem Leidensdruck ich unterliege und das täglich, stündlich – ja, immerzu! Und dann habe ich ihn nach der Freiverantwortlichkeit gefragt. Selbstverständlich könne er mir solch eine Bescheinigung ausstellen. Schließlich arbeite ich in einem verantwortungsvollen Beruf und leiste gute Arbeit. Ich hätte eben zusätzlich diese Zwänge. Aber dann kam er mit einer Idee von einer neuen Therapieform, die wir ja bisher noch nie für mich in Erwägung gezogen haben. Eine offene Klinik, die sich auf diese Zwangserkrankungen spezialisiert hat. Stellen Sie sich das doch einmal vor. Da bitte ich seit Jahren darum, ob es da nicht doch noch einen anderen Ansatz gibt, um zu lernen, besser mit Zwangsstörungen leben zu können. Nie hat er sich damit so richtig befassen wollen. Immer kam der Standardsatz: ‚Erst einmal warten wir die Wirkung des neuen Medikamentes ab.' Zu mehr war er nicht bereit. Ich habe keine zu hohen Erwartungen in diese neue Therapieform, aber es ist eine Chance. Zu oft bin ich schon enttäuscht worden. Meine Hoffnung, eine Therapie zu finden, die mir zumindest ein wenig Lebenserleichterung bringt, ist gering. Aber vielleicht ist der andere Behandlungsansatz ja besser als die alten? Aber es macht mich im Grunde ganz traurig, dass ich erst vor Leidensdruck fast sterben musste, eh dieser Arzt aufwacht und aktiv wird. Ist das nicht verrückt?"

Karl bittet uns um Hinweise zur Mundpflege beim Sterbefasten, falls er es doch später einmal machen sollte. Jetzt aber wartet er auf einen Anruf des Arztes, wann mit einem Therapieplatz in der anderen Klinik zu rechnen sei. Diesem letzten Versuch will er noch eine Chance geben. Ein letztes Mal. Wenn das keine Besserung und Erleichterung für ihn im alltäglichen Leben bringen sollte, will er sich wieder an uns wenden, um wenigstens telefonisch Begleitung beim Sterben zu haben. Wir versprechen uns gegenseitig, in Kontakt zu bleiben, da wir auch gerne über mögliche Veränderungen oder sogar Fortschritte informiert würden. Seine Hoffnung ist noch von vielen Zweifeln erschüttert, aber wenigstens ist die Hoffnung zurück.

Monate später berichtet uns Karl, dass es ihm recht gut geht und er etwas weniger Leidensdruck verspürt. Ab und zu unternimmt er gemeinsam mit seiner Tochter und ihrem Freund etwas, z. B. ins Konzert oder essen gehen. Und er kann immer wieder mal lachen, was schon seit Jahren nicht mehr der Fall war. Doch die größte Freude hat ihm die Nachricht bereitet, dass er in Bälde Großvater wird. Karl berichtet mit lebendiger Stimme, was sich in seinem Leben gerade alles zum Positiven hin ändert. Er weiß, dass das nicht von Dauer sein kann. Aber im Moment gibt es neben den Zwängen und zermürbenden Ritualen auch immer wieder Sonnenstrahlen, die sein Leben für einen kurzen Moment in einem anderen Licht erscheinen lassen. Eine wunderbare Beruhigung und Notausgangstür ist für ihn, das Sterbefasten in der Hinterhand zu haben. Das gibt ihm im Grunde wieder mehr Mut, sich dem Leben mit seinen Krankheiten zu stellen.

Nachbetrachtung

Wann kann man von einer psychischen Erkrankung reden, die eine Freiverantwortlichkeit völlig infrage stellt, womit jeder Suizidversuch als „Unglücksfall“ (Putz/Steldinger 2016, Seite 197) gilt und daher sofort zu verhindern ist? Ist jede Depression schon eine psychische Erkrankung? Ralf Jox schreibt in seinem Buch „Sterben lassen“: „Aller Erfahrung nach kann man davon ausgehen, dass mindestens 90 Prozent aller Suizide tatsächlich im Rahmen behandlungsbedürftiger psychischer Krankheiten geschehen, die meisten davon, zwischen 65 und 95 Prozent, aufgrund von Depressionen.“ (Jox 2011, Seite 167 f.; vgl. auch Putz 2015, Seite 9)[26] Als Gründe für die Alterssuizidalität nennt er schwere chronische Krankheiten,

26 Siehe auch: „Eine psychische Erkrankung erhöht das Risiko suizidaler Handlungen deutlich. Zu den psychiatrischen und psychologischen Faktoren, die im Zusammenhang mit Suiziden stehen, zählen unter anderen Depressionen, Schizophrenie, manisch-depressive Störungen, Angststörungen, Persönlichkeitsstö-

Konfrontation mit dem baldigen Tod, „soziale Probleme wie Vereinsamung, mangelnde gesellschaftliche Wertschätzung und Sinnfindung“ (Jox 2011, Seite 169).

Angenommen, Sie würden im hohen Alter, neben möglicherweise heftigen Schmerzen, den Verlust ganzer Körperfunktionen sowie des geliebten, aktiven Lebens und damit aller Lebensqualität erleiden, was für Sie gleichzeitig den Verlust Ihrer Autonomie und Würde zur Folge hätte. Und nun grübeln Sie tagein, tagaus, wie es wohl weitergehen kann. Fragen über Fragen: Welche Hilfe kann ich in Anspruch nehmen und welche wird bezahlt? Kann ich zu Hause bleiben, zu den Kindern ziehen (so ich welche habe) oder muss ich ins Heim? Wie lange werde ich noch leben? Wer hilft bei den Schmerzen? Kommt der Palliativpflegedienst auch zu mir aufs Land? Gibt es überhaupt noch einen Pflegedienst auf dem Land? Was bleibt mir noch am Tag an Aktivitäten außer Fernsehschauen? Wir fragen Sie, wie kann man in einer solchen Lebenssituation fröhlich gelaunt sein? Muss man nicht angesichts der unzähligen Einschränkungen „depressiv“ werden? Wo fängt eine krankhafte Depression an, wo ist „schon aufgrund der häufigen Alterssuizide am Lebensende zu vermuten, dass es durchaus auch die sogenannten Bilanzsuizide gibt, bei denen der Betroffene bewusst und freiverantwortlich sein Leben beendet, ohne dass seine freie Willensbestimmung im juristischen Sinn eingeschränkt wäre“ (Jox 2011, a. a. O.)? Welche dieser Einschränkungen könnte durch medizinische Interventionen verbessert oder sogar geheilt werden? Einsamkeit? Verlust des aktiven Lebens? Verlust der Sinnfindung? Auch die beste palliative Maßnahme kann diese Verluste nicht wieder zurücksetzen in den Zustand, der uns lebenswert erscheint.[27] Wir können eben nicht am Lebensende die RESET-Taste drücken. Und das ist auch gut so!

---

rungen und chronisch Kranke mit fehlender Heilungsaussicht. Insbesondere Depressionen sind häufig ursächlich für Suizide und Schätzungen zufolge bei 65 bis 95 % aller Suizide die psychiatrische Pathologie.“ (Rübenach 2007, Seite 961 f.)

27 Der Begriff der Depression wird in unserer Gesellschaft oft „inflationär“ gebraucht als Synonym für traurig, niedergeschlagen, mutlos, pessimistisch etc. Ist es nicht häufig so, dass die traurige Stimmung des alten Menschen als Depres-

Spannungsfeld zwischen Hoffnung und Eigenverantwortung
Hoffnung ist ein entscheidender Faktor im Leben eines Menschen. Hoffnung auf Heilung zu haben, kann für den Gesundungsprozess eines Menschen von erheblichem Vorteil sein, da sie die Psyche positiv beeinflusst, lebensbejahend und motivierend wirkt. Gefahr läuft der Mensch nur, wenn er sich seine reale Endlichkeit nicht immer wieder bewusst macht, sondern den Tod aus seinem Leben ausklammert, davon regelrecht dissoziiert, ihn für sich noch hoffentlich/wahrscheinlich unendlich weit entfernt sieht, ja sogar so lebt, als sei er unsterblich.[28]

Diese unrealistische Sichtweise lässt ebenso unrealistische, falsche Hoffnung aufkommen. Falsche Hoffnungen aber machen taub und blind und uns zum idealen Opfer für Übertherapie. Einem Opfer, das nur zu gerne den Heilsversprechungen der Ärzte und der Pharmaindustrie unserer Gesellschaft unreflektiert Glauben schenkt.[29]

Wenig hilfreich ist unserer Auffassung nach hierbei der christliche Glaube, der uns suggeriert, dass wir Menschen die Hoffnung auf Gott setzen sollen, da er das Leben für uns schon gestalten wird, so finden wir es z. B. im Hebräerbrief, Kapitel 10, 23. Das wiederum setzt ein Übertragen der Verantwortung und der Einflussnahme, des Schicksals, auf „andere" als Bedingung voraus.

Wir empfinden das Übernehmen von Eigenverantwortung als viel effektiver und förderlicher für den Menschen. Ein gutes Beispiel bietet der Arzt David Servan-Schreiber, dem ein bösartiger Gehirntumor mit einer durchschnittlichen Überlebensrate von acht Monaten diagnostiziert wurde. Er veränderte seinen Lebensstil, seine

sion diagnostiziert und dann medikamentös „abgefedert" wird?

Siehe auch: „Im Übrigen haben verschiedene Untersuchungen gezeigt, dass gerade die Selbstwahrnehmung Depressiver nicht schlechterdings krankhaft verzerrt ist, sondern oftmals näher an den realen Gegebenheiten liegt, als die nicht Depressiver, die eher das Ergebnis einer – freilich lebenserleichternden – Euphorisierung sind." (Lewinski 2014, Seite 4)

28 Wir denken dabei z. B. an den privaten Umgang mit Umweltverschmutzung, den Wunsch nach größeren Freiheiten: keine Geschwindigkeitsbegrenzung auf Autobahnen, unbegrenzte Möglichkeiten von Flugreisen.

29 Übertherapie kann tödlich sein. Nicht selten sterben z. B. onkologische Patienten nicht an ihrem Grundleiden, sondern an den Folgen der Chemotherapie.

Ernährung, trieb Sport und praktizierte Meditation. In seinem in der 13. Auflage herausgegebenen Buch „Das Anti-Krebs-Buch" beschrieb er seine veränderten Lebensweisen, die ihm letztendlich zu 19 Jahren Überlebenszeit verhalfen.

Wir können nicht allen Erkrankungen oder Schicksalsschlägen etwas aktiv entgegensetzen mit der Hoffnung auf ein gutes Ende. Aber wir können selbst die Verantwortung übernehmen, selbst mit realistischer Hoffnung auf die Lebensaufgaben zugehen und bewusst mit der eigenen Endlichkeit leben. So lässt uns der bewusste Umgang mit der Endlichkeit des Lebens die Wertschätzung von Leben schon frühzeitig und nicht erst angesichts des nahen Todes erkennen. Gleichsam erfährt das eigene Leben eine Sinnhaftigkeit, die uns später im Sterbeprozess zum Trost gereichen wird.

Zwei Zitate zum Nachdenken. Das erste stammt von Dr. David Spiegel, einem Kollegen Servan-Schreibers: „Es ist die Haltung des Realisten: Man muss immer das Beste hoffen und auf das Schlimmste vorbereitet sein." (Servan-Schreiber 2012, Seite 308)

Das zweite ist von Heiner Melching, dem Geschäftsführer der Deutschen Gesellschaft für Palliativmedizin: „Betroffene bekommen zu hören, dass sie die Hoffnung nicht aufgeben dürfen, dass die Hoffnung zuletzt stirbt, wobei vergessen wird, dass dem Aufgeben einer bestimmten Hoffnung auch eine gewisse Befreiung innewohnen kann." (Melching 2017, Seite 24)

7.2 Interview mit Rudolf: „Es ist genug!"

Im September 2017 erreicht uns eine E-Mail von Rudolf, der aufgrund eines metastasierenden Karzinoms gerne in naher Zukunft durch Sterbefasten seinem Leben ein Ende setzen möchte. Rudolf erzählt uns, dass er 83 Jahre alt ist und mit seiner Frau zusammenlebt. Bereits vor etwa drei Jahren haben sich beide zu diesem Thema mit sechs weiteren Ehepaaren (darunter auch ein Palliativmediziner) zusammengesetzt, um sich über das Für und Wider von FVNF (freiwilliger Verzicht auf Nahrung und Flüssigkeit) auszutauschen. Alle Beteiligten waren über das einhellige Interesse an dem Thema erstaunt. Es kam zu einem spannenden Gedankenaustausch an diesem Abend. Motiviert durch dieses Treffen schenkte Rudolf kurz darauf seinem befreundeten Hausarzt und zweien seiner vier Kinder „ganz ohne konkreten Hintergrund", wie er es uns schreibt, unser Buch „Sterbefasten".

Da sich Rudolf wegen seines hohen Alters auf keinen Fall den diversen Angeboten der Schulmedizin anvertrauen will, füllt er gemeinsam mit seiner Frau vorsorglich eine Patientenverfügung und Vorsorgevollmacht aus. Er verfasst in eigenen Worten ergänzende Erläuterungen zum Sterbefasten, um gut vorbereitet zu sein, wenn sich sein gesundheitlicher Zustand in nicht absehbarer Zeit verschlechtern wird. Er ist fest entschlossen, bewusst und selbstbestimmt seinen letzten Weg mit Sterbefasten zu gehen. Jedoch zurzeit gehe es ihm noch gut und er habe keine Schmerzen.

Nun stehen wir seit 2017 in freundschaftlichem, lockerem Kontakt mit ihm und nehmen gegenseitig Anteil an den jeweiligen familiären Ereignissen. Und es ist noch kein Anlass für ihn in Sicht, mit Sterbefasten beginnen zu wollen.

Welche Probleme/Gründe haben Sie dazu veranlasst, nach einer Methode für selbstbestimmtes Sterben zu suchen?
Das Erlebnis langen Siechtums und menschenunwürdiger Sterbeprozesse, ebenso von Sterbeverhinderung durch Ärzte durch zusätzliche Therapien trotz aussichtslos erscheinender Situation bei meiner Schwester und einigen Freunden. Eine solch widernatürliche Lebensverlängerung lehne ich persönlich ab.

Unter welchen Erkrankungen leiden Sie?
Im Alter von 82 Jahren wurde im September 2017 bei mir Prostatakarzinom mit Metastasen diagnostiziert. Zusätzlich stellten sich altersbedingte Beeinträchtigungen beim Gehen ein.

Wie haben Sie von Sterbefasten erfahren?
Genau kann ich mich daran nicht mehr erinnern. Sicher ist das sechs bis acht Jahre her. Ich glaube, es war noch vor der Zeit, als der Bundestag über das Thema Sterbehilfe diskutierte. Seitdem haben meine Frau und ich uns intensiv mit dem Thema Sterbefasten beschäftigt, unter Zuhilfenahme von entsprechender Literatur. Einmal führten wir sogar in einem größeren privaten Kreis in Anwesenheit eines Arztes und einer Palliativärztin ein Gespräch zu diesem Thema.

Warum glauben Sie, ist diese Methode für Sie geeignet?
Nach einem intensiven und langen Leben, für das ich außerordentlich dankbar bin, stellt sich schleichend eine gewisse „Lebenssattheit" ein. Man denkt, es ist genug. Ich möchte nicht unersättlich sein in der Erwartung noch verbleibender Lebensjahre. Sterbefasten erscheint mir gegenüber einem Suizid als Beendigung meines Lebens als der natürlichere Weg.

Käme auch eine Fahrt in die Schweiz (zum Sterben) für Sie infrage?
Eine Fahrt in die Schweiz käme für mich gar nicht infrage.

Wann halten Sie den Zeitpunkt für gegeben, in Ihrem Fall mit dem Sterbefasten zu beginnen?
Das ist eine schwierige Frage. In jedem Fall dann, sobald meine Beschwerden unerträglich werden und ich auf Pflege angewiesen bin. Dabei ist mir bewusst, den richtigen Zeitpunkt möglicherweise zu verpassen, dann nämlich, wenn ich nicht mehr im vollen Besitz meiner geistigen Kräfte bin. Auch ist bei der Frage nach dem richtigen Zeitpunkt die Situation des Ehepartners zu berücksichtigen: Braucht er oder sie Hilfe und wer kann sie nach meinem Ableben leisten? Andererseits: Wäre der Ehepartner überfordert, wenn ich weiterlebe und auf Hilfe angewiesen bin?

Kennen alle Familienmitglieder Ihr geplantes Vorhaben? Was sagen diese dazu?
Meine Einstellung und die meiner Frau zu diesem Thema ist in unserer Familie kein Geheimnis. Wir haben darüber mit unseren Kindern offen gesprochen. Zu deren Verständnis haben persönliche Gespräche und entsprechende Literatur, die wir ihnen zu Verfügung stellten, beigetragen. Außerdem verfasste ich eine schriftliche Verfügung betreffend meinem FVNF[30] und bestimmte neben meiner Frau zwei unserer Kinder als Bevollmächtigte, meinen Sterbewunsch zu unterstützen. Die Betreffenden sind angewiesen, gegebenenfalls einen Notruf oder die Einweisung in ein Krankenhaus zu unterlassen bzw. zu verhindern.

Was sagt Ihre Frau zu Ihrem Entschluss?
Meine Frau teilt die Absicht zum FVNF mit mir und hat vergleichbare eigene schriftliche Anweisungen gegeben.

Weiß Ihr Arzt von Ihrem Plan? Und wenn ja, wie hat er reagiert?
Mein Hausarzt ist über meinen Plan unterrichtet. Wir haben beide bei unterschiedlichen Gelegenheiten darüber gesprochen. Er hat mir zugesagt, im Falle von FVNF mich zu begleiten. Zusätzlich schenkte ich ihm zwei Bücher zum Thema Sterbefasten zu seiner besseren Information.

Wie beurteilen Sie Ihren derzeitigen gesundheitlichen Zustand?
Trotz meiner jetzt konkreten Diagnose führe ich derzeit – dank einer Therapie ohne Chemo, ohne OP und ohne Bestrahlung – noch ein autarkes Leben. Meine Frau und ich sind weiterhin imstande, wenn auch mit abnehmender Tendenz, Kontakte nach außen zu pflegen und im engen Radius dazu das Auto selbst zu benutzen. Meine Einstellung zum Thema Sterbefasten hat sich im Laufe der Jahre nicht verändert, im Gegenteil, mit jedem weiteren Beispiel „ärztlicher

30 FVNF ist die Abkürzung für freiwilliger Verzicht auf Nahrung und Flüssigkeit.

Sterbeverhinderung in gesundheitlich aussichtsloser Situation“ wird meine Absicht zusätzlich bestärkt.

Was löst die Tatsache, dass Sie sich schon mit einem vorgezogenen Sterbezeitpunkt auseinandergesetzt haben, in Ihnen heute aus? Sind es mehr Ängste oder eher Beruhigung?
Sowohl Ängste als auch Beruhigung. Ängste, wie den eigentlichen Prozess zu bestehen, Beruhigung, so selbstbestimmt und unter Vermeidung elenden, langen Siechtums Ruhe und Frieden gefunden zu haben.

Haben Sie eine Vorstellung, wie viel Zeit Ihnen noch bleibt bis zur Umsetzung von Sterbefasten?
Diese Frage kann ich schlecht beantworten. Mir ist aber bewusst, dass angesichts meines fortgeschrittenen Alters dies nicht in allzu großer Ferne sein wird. Sollte ein Herzversagen meinem Plan zuvorkommen, bliebe mir die Prozedur des Sterbefastens erspart.

Was würden Sie sich für Ihr Sterbefasten wünschen?
Liebevolle Begleitung durch meine Lieben und meinen Hausarzt, vor allem aber im entscheidenden Moment den eigenen Mut und die Entschlossenheit, auf jegliche Nahrung und Getränke zu verzichten, gerade weil mir das gute Essen meiner Frau und das tägliche Glas Rotwein stets ein Genuss war. Schließlich wünsche ich mir, dass meine Angehörigen nicht versuchen, mich von meinem Vorhaben abzubringen, auch wenn es ihnen sicherlich emotional schwerfällt, das Geschehen zu begleiten. Nichtsdestotrotz mache ich mir Gedanken darüber, ob und wie die engsten Angehörigen es zeitlich und kräftemäßig schaffen werden, mich auf dieser Wegstrecke zu begleiten. Diese Frage wird für viele an FVNF Interessierte eine wichtige Frage sein. Die Familien leben und wohnen räumlich oft entfernt voneinander. Die nächste Generation ist zudem beruflich/zeitlich sehr angespannt, in manchen Fällen selbst gesundheitlich angeschlagen. Ein über 80 Jahre alter Lebenspartner wird – auf sich allein gestellt – da aussichtslos überfordert sein. Und wie ist es erst mit Alleinstehenden? Wird man in solchen Situationen auf ambulanten Palliativdienst oder

andere Sozialdienste zurückgreifen können? Mir wurde vonseiten der Palliativdienste deutlich zu verstehen gegeben, dass „man primär für diejenigen da sei, die eigentlich noch leben wollen, also nicht für solche, die ihr Leben selbst organisieren". Also diese Frage sollte man in dem neuen Buch nicht übersehen. Deren Klärung ist ein wichtiger Baustein für die Realisierung des Vorhabens.

Wie kommt Ihre Frau damit zurecht, dass Sie irgendwann in der Zukunft vorhaben, in suizidaler Absicht das Essen und Trinken einzustellen?
Meine Frau kann dieses Vorhaben gerade angesichts unseres fortgeschrittenen Alters nachvollziehen, zumal sie für sich gleichermaßen entschieden hat.

Nachbetrachtung

Seit gut einem Jahr stehen wir in freundschaftlichem Kontakt zu Rudolf und seiner Familie. In vielen Gesprächen kam der Hinweis, dass Rudolf seiner Familie, wenn die Krankheit fortschreitet, nicht zur Last fallen will. Dieser Grund wird uns immer wieder von Sterbefastenwilligen, die ihr Leben selbstbestimmt „vor der Zeit" beenden wollen, genannt.

Wenn wir selbst später vielleicht einmal durch den Verfall körperlicher und geistiger Kräfte auf unentwegte Hilfe angewiesen wären, unter Ängsten, Schmerzen und Einsamkeit leiden würden, hätten wir den „dringliche(n) Wunsch, mit der eigenen Hilflosigkeit nicht Mitmenschen, insbesondere nicht die nächsten Angehörigen zu belasten und in ihrer eigenen Lebensführung auszubremsen" (von Lewinski 2014, Seite 9). Wir werden diese Belastung für unsere Kinder durch unser Sterben – ob auf natürliche Art oder durch Sterbefasten – nicht ganz vermeiden können. Dieses bürden wir ihnen auch auf, weil wir wissen, dass man gemeinsam diese Zeit wertvoll gestalten und erleben kann. Jedoch wollen wir unseren Kindern nicht zumuten, uns bei einem nicht enden wollenden Abschied zu begleiten, einem langen Siechtum, das „mit sündhaft teuren, oft überflüssigen und äußerst belastenden Therapien" (Thöns 2016, Seite 16) einhergeht.

Der Publizist Manfred von Lewinski schreibt treffend über die alten und sehr kranken Menschen:

> „Vor dem Hintergrund vieler gelebter Jahrzehnte, die sie selbst hatten, und angesichts eines nun erodierenden Lebens würden sie sich selbst gern zugunsten derjenigen zurücknehmen, die wesentliche Teile ihres Lebens noch vor sich haben. Im Leben Aufgebautes, Erworbenes und Angespartes möchten sie lieber der Entwicklung ihrer Kinder und Enkel zukommen lassen, statt es an eine immer freud- und aussichtlosere Endphase des eigenen Lebens zu verschleudern. Hinzu tritt bisweilen die für sie beunruhigende Einsicht, mit der für ihre Generation kennzeichnenden, unbekümmert ausgreifenden Lebensweise bereits übergroße Belastungen für die ihnen folgenden Generationen mit angehäuft zu haben." (von Lewinski 2014, Seite 5)

All das erfordert im Vorhinein eine gute Absprache, ein gutes Miteinander, ein einfühlsames Eingehen auf die Probleme und Bedenken auf beiden Seiten. Wir sterben nicht als Monaden (Einzelwesen), sondern innerhalb eines gesellschaftlichen Gefüges, was immer Auswirkungen auf unser soziales Umfeld hat. Je früher wir über alle diese Themen innerhalb unserer „Lebensgemeinschaft" gesprochen haben, umso besser kann ein Konsens gefunden werden, umso besser kommen die im Leben Zurückbleibenden mit ihrer Trauer zurecht und können die gute Kommunikationsform in ihrem sozialen Umfeld weiter vorleben.

Jeder aus unserer Generation sollte sich jetzt schon Gedanken machen, wie wir uns unseren Lebensabend vorstellen, welche Möglichkeiten der Versorgung es gibt, wenn wir gebrechlich werden (Pflegedienst, Palliativ Pflegedienst AAPV[31], SAPV, Hospiz), und welche Alternativen sich zum Heim anbieten, wenn wir z. B. allein-

31 AAPV: allgemeine ambulante Palliativversorgung; SAPV: spezialisierte ambulante Palliativversorgung

stehend sind, denn es wird in den nächsten 20 bis 30 Jahren immer mehr Alleinlebende ohne helfende Kinder geben, die zu Hause die Pflege gewährleisten könnten. So sollten wir uns informieren, wie wir uns rechtlich absichern können (Vorsorgevollmacht, Patientenverfügung), damit alles für uns getan wird, was wir uns medizinisch wünschen, aber keine lebensverlängernden Maßnahmen um jeden Preis ohne unsere Zustimmung vorgenommen werden.

Gibt es z. B. genügend medizinische und pflegerische Versorgungsmöglichkeiten, da, wo wir wohnen, oder sollten wir über einen Standortwechsel zu gesunden Zeiten nachdenken? Jetzt schon besteht in der Bundesrepublik eine medizinische Unterversorgung, vor allem in ländlichen Gebieten.[32] 62 Prozent aller Senioren werden im Alter wegen drei oder mehr chronischen Erkrankungen behandelt, aber „je mehr Krankheiten ein Patient hat, desto wahrscheinlicher ist seine Behandlung unterbezahlt“ für den Arzt (Lenzen-Schulte 2017, Seite 812). Das wiederum verführt zur Übertherapie-Medizin, die teure, überflüssige medizinische Behandlungsmaßnahmen nach sich zieht, welche dauerhaft keine Verbesserung der Lebenserwartung oder der Lebensqualität des alten und kranken Menschen erreichen, sondern häufig sogar noch durch Nebenwirkungen und Zusatzbelastungen (z. B. durch Chemotherapie) schaden und das Lebensende unnötig und qualvoll verlängern (z. B. durch Dauerbeatmung und Magensonden/PEG) (vgl. Thöns 2016, Seite 36 und Seite 108 ff.).

Aber wenn man sich entscheidet zu sterben, weil man keinen Sinn mehr im Leben sieht, weil die multiplen Gebrechen und Einschränkungen jede Lebensaktivität verunmöglichen, weil man

32 Laut einer Vorausberechnung der Kassenärztlichen Bundesvereinigung fehlen im Jahr 2030 etwa 10.567 Hausärzte. Die Gründe hierfür sind vielfältig: Budgetierung, zunehmende Bürokratisierung und eine schwache Infrastruktur auf dem Land gehören dazu. (vgl. Kassenärztliche Bundesvereinigung [KBV] 2016, Seite 12; vgl. auch: Kassenärztliche Bundesvereinigung [KBV] 2019)

dem Problemfeld des Heims[33], des völligen Autonomieverlustes, der medizinischen Unterversorgung entgehen will, sollte man die liebevolle Begleitung bekommen, die man braucht, um würdevoll auch diesen letzten Schritt gehen zu können; ob man alleine ist oder nicht, ob man Angehörige hat, die die Begleitung leisten können und wollen, oder nicht.

Jedes Leid ist nur subjektiv, individuell zu sehen und zu erkennen. Während der eine das Alleinesein genießt, leidet der andere an unerträglicher Einsamkeit. Wenn der alte Mensch die Bilanz seines Lebens zieht:

> „Was hatte ich, was konnte ich? –Vergangenheit
> Was habe ich, was kann ich noch? – Gegenwart
> Was werde ich haben, was werde ich noch können? – Zukunft“
> (Swientek 2008, Seite 140),

und feststellt, dass es nun genug ist, dass er satt und müde ist vom Leben, dann ist das seine ganz individuelle, wohlerwogene und gut überlegte Entscheidung, sein ganz eigenes subjektives Empfinden. Wir können als Außenstehende mit ihm darüber sprechen, uns bemühen, ihn zu verstehen, aber nachempfinden können wir es nicht. Somit steht uns auch kein Recht zu, seine Entscheidung als krankhaft anzuzweifeln und die Tatsache, dass er Suizid begehen will, sozusagen als Beleg für seine Unzurechnungsfähigkeit anzuführen (vgl. Mergel 2017, Seite 136).

---

33 Vgl. Swientek 2008, Seite 128 ff. In dem Kapitel „Lieber tot als ins Heim. Der Pflegebericht 2007“ kommentiert Swientek den Bericht des MDS (Medizinische Dienst der Spitzenverbände der Krankenkassen e. V.) über z. T. verheerende Zustände in Pflegeheimen.
Siehe dazu auch: Fussek/Schober 2008

8 Umgang mit alleinstehenden Sterbefastenwilligen

8.1 Gespräch mit Ingrid: „Ich habe weder Verwandte noch Freunde.“

Das Telefongespräch mit Ingrid (78 Jahre) soll hier nur stellvertretend für viele weitere Telefonate und Gespräche mit alleinlebenden Menschen stehen, die uns verzweifelt um Rat und um Hilfe gebeten haben. Sie alle konnten sich in ihrer als verzweifelt empfundenen Gesundheits- und Lebenssituation Sterbefasten als Methode vorstellen, endlich ihrem Leiden entfliehen zu können. Es waren sowohl Männer als auch Frauen, die zum Teil mit der Heilfastenpraxis vertraut waren und somit die Durchführbarkeit und Akzeptanz von Fasten für sich selbst kannten. Eine „Verschärfung“ dieser Methode, um sterben zu können, war für sie gut vorstellbar. Aber gelingt es auch alleine und auf welche Weise schafft man es?

Ingrid hat ihr Leben lang als Bürokauffrau gearbeitet und nebenbei ihre Eltern bis zu deren Tod gepflegt. Ihre Mutter starb im letzten Jahr im Alter von 96 Jahren. Ingrid bezeichnet sich selbst als körperliches Wrack. Die jahrelange Pflege ihrer Eltern hat ihren Rücken völlig ruiniert. Der Brustkrebs, der bei ihr vor fünf Jahren diagnostiziert worden war, scheint austherapiert und ruhig zu sein, schwebt aber wie ein Damoklesschwert über ihr. Der Tod ihrer Mutter hinterließ ein überdimensionales Loch. Die 25 Jahre dauernde Pflege ihrer Eltern bedeuteten für sie eine komplette Selbstaufgabe ihrer eigenen Bedürfnisse. Neben ihrer Arbeit gab es nur noch die Eltern. Trotz Pflegedienst, der während ihrer Arbeitszeit die Eltern zumindest punktuell versorgte, blieb ihr keine Zeit, für sich selbst und für eigene soziale Kontakte zu sorgen. Ingrid kennt nur ihre Arbeitskollegen, denen sie aber für jede Einladung „auf ein Bier“ einen Korb geben musste. Nun sind beide Eltern tot. Tiefe Trauer erfüllt sie gepaart mit gleichzeitiger, großer Erleichterung, was wiederum zu einem schlechten Gewissen bei ihr führt. Ein Vierteljahr nach dem Tod ihrer Mutter meint Ingrid zu spüren, dass die körperliche und seelische Anspannung von ihr abfällt. Jedoch zeigen sich plötzlich körperliche Beeinträchtigungen und Unwohlsein, gefolgt von ständigen heftigen Infekten. Sie schleppt sich von einem Arzttermin zum anderen und fragt sich immer wieder, wie sie bisher alle ihre Aufgaben hat erfüllen können. Es gibt keinerlei Abwechslung mehr in ihrem Alltag. Sie hat den lockeren Kontakt zu ihren früheren Arbeitskollegen verloren und lebt zurückgezogen in ihrer kleinen Wohnung. Als sie immer wieder Schmerzen in der Brust verspürt, kommen ihr sofort Gedanken an ein Zurückkehren des Krebses in den Sinn. Oder macht wohlmöglich ihr Herz Probleme? Sie ist zu müde, nochmals zum Arzt zu gehen, zu müde, sich weiter ums Leben zu bemühen, zu müde, ein ihr sinnlos erscheinendes Leben weiterzuführen. Sie will sterben. Aber wie?

Im Internet hat sie über Sterbefasten gelesen. Sie findet unsere Seite und ruft uns an. Da sie bisher nur über wenig Wissen zum Thema Sterbefasten verfügt, fordern wir sie auf, sich mithilfe von Literatur zuerst einmal grundlegende Kenntnisse anzueignen. Wir machen ihr deutlich, dass wir alleinstehenden Menschen von dieser Methode abraten. Es ist ja gerade das in Gemeinschaft Erleben und Gestalten der letzten Lebenstage, was Sterbefasten so besonders, so würdig sein lässt.

Ingrid verspricht, sich zuerst zu informieren, und erbittet ein weiteres Gespräch für die Zeit nach der Lektüre. Zwei Wochen später ruft uns Ingrid wieder an. Sie ist mehr denn je überzeugt, dass Sterbefasten genau ihrer Art, ihren Fähigkeiten entspricht, selbstbestimmt zu sterben. Ein Weiterleben kommt nicht infrage. Auch lehnt sie eine Abklärung ihrer Brustschmerzen ab, da sie sich geschworen hat, keinerlei Therapie mehr über sich ergehen lassen zu wollen. Endlich hat sie die Möglichkeit, völlig selbstbestimmt, ohne Rücksichtnahme auf andere Menschen, ihren Abschied vom Leben zu gestalten. Das will sie sich nicht mehr nehmen lassen.

Wir konnten Ingrid nicht überzeugen, dass man gerade fürs Sterbefasten Begleitung benötigt, damit es würdig und erträglich verlaufen kann. So erging es uns bei einigen Menschen, die sich in Gesprächen mit dem Wunsch nach Unterstützung oder Beratung an uns wandten. Manche wandten sich erbost von uns ab, da wir erklärten, dass Sterbefasten nur in Begleitung gut gelingen kann und wir persönlich ihnen jegliche Hilfe verweigerten, verweigern mussten, um uns nicht selbst strafbar zu machen.

Wir haben von Ingrid seitdem nichts mehr gehört.

Nachbetrachtung

Es gibt eine immer größer werdende Zahl an alleinstehenden und alleinlebenden Menschen (Hochgürtel 2018, Seite 81)[34] , die auch irgendwann alt, hochbetagt und gebrechlich werden. Wie kann die Gesellschaft diesen Menschen bei einem Sterbewunsch zur Seite stehen, wenn selbst Sterbefasten nicht umsetzbar ist, da der § 217 StGB die Begleitung durch Außenstehende verbietet (siehe Kapitel 1, Seite 19)? Diese Menschen werden wie viele der psychisch erkrankten Sterbewilligen mit ihrem Sterbewunsch von der Gesellschaft völlig alleine gelassen.

Wir wissen für diese verzweifelten Menschen keine absolute Lösung. In unseren Vorträgen und Seminaren versuchen wir, den Zuhörern deutlich zu machen, dass die Geburt und das Sterben gesellschaftliche, soziale Ereignisse bilden. Die Geburt geschieht uns nur, das Sterben können wir häufig mitgestalten. Das wiederum setzt ein bewusstes Umgehen und „Auf-das-Thema-Sterben-Zugehen" voraus, ebenso wie die Aufgabe, sich in seinem Leben ein soziales Umfeld zu schaffen. Wir leben und sterben nicht als Monaden (Einzelwesen), sondern wir brauchen einander. „Es ist also jedem zu raten, als wichtigste Vorsorgemaßnahme für das Lebensende mindestens eine, möglichst aber mehrere Töchter zu zeugen (das ist kein

34 Verhaltensbedingter Erklärungsansatz des Wandels: „Der Anteil der Alleinstehenden nahm im Verlauf von 20 Jahren deutlich von 37,5 % im Jahr 1997 auf 44,1 % im Jahr 2017 zu. Die Zahl der Paare ohne Kinder stieg im betrachteten Zeitraum um fast 1,2 Millionen." (Hochgürtel 2018, Seite 81) Interessant in diesem Artikel ist auch, wie die Individualisierung der Menschen in unserer Gesellschaft grundlegende Veränderungen von Lebensläufen nach sich zieht.

Witz)." (Borasio 2011, Seite 30) Und wer vom Schicksal nicht das Glück hat, eine (intakte) Familie bilden oder auf diese zurückgreifen zu können, dem raten wir, sich in einem Hospizverein einzubringen. Sie müssen dort nicht unbedingt Sterbebegleitung machen, aber Sie können sich dort informieren, sich weiterbilden, sich mit Kleinigkeiten, wie Kuchenbacken, bei Veranstaltungen Stühle stellen, Flyer verteilen oder Büchertische betreuen, bekannt und beliebt machen. Gutes Sterben verlangt nach früher „sozialer Vernetzungsbereitschaft". Überdenken Sie für Ihr Alter auch die Möglichkeit der Wohngemeinschaften, z. B. in einem Mehrgenerationenhaus.[35] Wenn diese Art des Sterbens gut gelingen soll, so verlangt sie nach frühzeitiger Kommunikationsbereitschaft über die Themen Tod und Sterben. Nutzen Sie die Möglichkeit, eine individuell angepasste Patientenverfügung mithilfe des Hospizvereins zu erstellen, um sich mit dem Thema Lebensende auseinanderzusetzen. Sie werden in ihrem Leben und Sterben möglicherweise nie eine Patientenverfügung vorlegen müssen. Aber die Auseinandersetzung mit den Problemen, was will ich später an meinem Lebensende gemacht, was auf jeden Fall unterlassen haben, hilft Ihnen, in Kommunikation mit anderen und mit ihren eigenen Vorstellungen, Wünschen und Ängsten zu kommen. Nur so lässt sich vorsorgen, nur so lässt sich möglicherweise Einfluss nehmen auf das eigene Sterben. Die Selbstbestimmung und individuelle Freiheit des Einzelnen wird immer höher gewertet, so auch die Selbstbestimmung am Lebensende, besonders als Gegenentwurf zur zunehmend deutlicher werdenden Übertherapie, die manche Ärzte dem Patienten am Lebensende aufzwingen (vgl. Thöns 2016). Nur ein gut informierter Patient kann sich wehren, weiß um die Möglichkeit, eine Zweitmeinung einzuholen, kann seine Angst vor dem Sterben abmildern, kann trügerische

35 Michael Schmedt, der stellvertretende Chefredakteur des Deutschen Ärzteblattes, formulierte dazu: „Die Altersarmut und die Anzahl der Singlehaushalte nehmen seit Jahren kontinuierlich zu. […] Ja, einsame Menschen müssen versorgt werden, so wie Tausende Ehrenamtler mit zu wenig Unterstützung es schon heute machen. Ja, man muss Mehrgenerationenhäuser und ähnliche Projekte fördern." (Schmedt 2018, Seite C 265)

Hoffnungen entlarven, ohne die Hoffnung auf eine Mitgestaltung zu verlieren.[36] Frühzeitige Kommunikation über das Lebensende ist entängstigend. Es gilt, schon in guten Zeiten über die schlechten Zeiten zu sprechen.

36 Ein wunderbares Buch für aktives Mitgestalten des Lebens trotz oder gerade bei einer schlimmen Krebsdiagnose ist in unseren Augen „Das Anti Krebs Buch“ von David Servan-Schreiber, 13. Aufl., München 2012.

9 Schlussbetrachtung

Essen und Trinken hält Leib und Seele zusammen. Was aber, wenn die Seele sich vom Leib lösen will?

Nach der Geburt trinkt der kleine Mensch ein wenig Muttermilch und schläft viel, dann verlangt er immer mehr zu trinken und die Wachphasen werden länger; danach folgt das Essen von fester Nahrung. Auf dem Zenit unseres Lebens essen und trinken wir viel und genussvoll, bis sich durch das Alter wieder eine Reduktion der festen Nahrung einstellt und der Bedarf an Ruhephasen größer wird. Endlich im hohen Alter (oder bei Krankheit) brauchen wir immer weniger feste Nahrung, bis wir ebenfalls die flüssige Nahrung reduzieren oder sie gar nicht mehr zu uns nehmen. In dieser gesamten Zeit leben wir, egal wann uns der Tod bevorsteht. „Mitten im Leben sind wir vom Tod umfangen."[37] „Der Tod begleitet uns nicht nur von Geburt an, sondern sogar schon vorher; er ist unabdingbare Voraussetzung dafür, dass wir überhaupt als lebensfähige Organismen auf die Welt kommen. Auch während unseres Lebens spielt der Zelltod in der Physiologie des Organismus eine wichtige Rolle." (Borasio 2011, Seite 13 f.) In jedem Lebensverlauf ist schon Sterben, sowie in jedem Sterben noch Leben ist. Werden und Vergehen sind untrennbar miteinander verwoben. „Der Tod darf nicht mehr als Krankheit, Unglück oder Versagen der Medizin gesehen werden, sondern als notwendiger Abschluss des Lebens." (Mergel 2017, Seite 123)

In unseren Augen kann man das Leben und den Tod nicht als ein Gegensatzpaar betrachten. Es gibt keinen Dualismus, der das Leben auf die eine Seite und den Tod auf die andere Seite stellt. Diese Sichtweise der Trennung von Tod und Leben muss zu unnötigen, vermeidbaren Ängsten führen. Daher rührt auch nach unserer Meinung die Angst der Kritiker, die den Begriff Sterbefasten für ungeeignet halten, da das darin enthaltene Wort „fasten" für Leben stehe.

---

37 Zitat von Martin Luther; nach dem alten Kirchenlied: „Media vita in morte sumus".

Dem liegt ein Gegensatz zwischen Leben und Tod zugrunde, der auch christlichen Vorstellungen zu eigen ist, die den Tod als Gegenspieler des Lebens bekämpfen. Uns sind solche Vorstellungen fremd.

Warum macht vielen Menschen alleine das Wort „Suizid“ Angst? Ist es, weil der Suizid „generell nicht zu einer von Jugendlichkeit und Spaß befeuerten Werbegesellschaft“ (Mergel 2017, Seite 125) passt? Stört er, „weil er plötzlich nachdenklich macht und Sinn ins Spiel bringt“ (ebd., a. a. O.)?

Ein weiterer nicht zu unterschätzender Aspekt, warum die Politik, die Gesundheitsindustrie und die Kirche und damit ein Großteil der Gesellschaft vehement gegen Suizid am Lebensende ankämpft, ist, dass neben ethischen Gesichtspunkten auch massive volkswirtschaftliche Interessen im Spiel sind (vgl. Mergel 2017, Seite 48–54)[38].

Nach unserer Auffassung ist der Begriff Sterbefasten ausgesprochen geeignet, die Abläufe bei diesem Sterben zu verdeutlichen. Zum einen machen die physiologischen Prozesse mit ihrer (körpereigenen) Endorphinausschüttung diesen Vorgang gut aushaltbar und sie ähneln dem physiologischen Sterbeprozess sehr. Zum anderen ist es die Zusammensetzung des Wortes aus Sterben und Fasten, die mit großer Klarheit das Zusammenspiel von Werden und Vergehen beschreibt. Im Gegensatz zu dem Begriff FVNF (freiwilliger Verzicht auf Nahrung und Flüssigkeit), der das Wort Sterben meidet, empfinden wir den Begriff Sterbefasten als wesentlich deutlicher und nicht als „Verharmlosung“ (Kittelberger 2018, Seite 21)[39] oder „Euphemismus“ (Hanke 2018, Seite 3). Ungeachtet dieses Wortgefechtes scheint sich der Begriff des Sterbefastens in der bun-

---

38 Siehe hier: Darstellung der Rolle und der Interessenlage von Politik, Gesundheitsindustrie und Kirche in Bezug auf den Wirtschaftsfaktor Alter und dessen finanzielle Macht!

39 Wir möchten auch Herrn Kittelbergers These „Fasten hatte und hat niemals etwas mit dem Tod zu tun“ widersprechen. Dies gilt eventuell für das Christentum. Der Jainismus, eine Tochterreligion des Buddhismus, weist aber „eine bemerkenswert klare Einstellung zur Selbsttötung auf, der zufolge einzig und allein die Selbsttötung durch Fasten zum Tode erlaubt ist“ (Delhey 2005, Seite 150).

desdeutschen Bevölkerung durchzusetzen, während sich die „Wissenschaftler“ an der Terminologie aufreiben.

Als 2010 unsere Mutter starb und wir von dem Sterbeverlauf so berührt waren, entschieden wir, die Fallbeschreibung – auch zur eigenen Trauerverarbeitung – zu veröffentlichen. In den darauffolgenden Jahren wandten sich viele Hilfesuchende und Fragende an uns, deren Schicksal uns sehr bewegte. So entstand der Plan, diese weiteren Fälle den interessierten Menschen vorzustellen.

Wir wollen der Öffentlichkeit zeigen, dass Selbstbestimmung am Lebensende gut umzusetzen ist, wenn es den Begleitern gelingt, eine unterstützende Atmosphäre zu schaffen. Die hängt aber in großem Maße davon ab, welche Gedanken uns bewegen, wenn wir selbst an den Tod denken. Wenn der Tod nur als etwas Furchtbares und Tragisches gesehen wird, dem man immer aus dem Weg gehen und das man verdrängen muss, dann wird uns auch das Sterben des anderen in unendliche Angst versetzen. „Wenn wir uns jedoch mit der Tatsache der eigenen Sterblichkeit auseinandergesetzt und einen Sinn in unserem Leben gefunden haben, können wir auch in einem Gespräch über den Tod eine friedvolle Präsenz bewahren.“ (Longaker 2009, Seite 155) Wir können die Hilflosigkeit angesichts des Sterbewunsches und des Sterbens „transzendieren“, d. h. annehmen, einen Sinn geben, wenn wir nicht weiter den eigenen Erwartungen hinterherrennen. „Dazu gehören Ihr Rollenverständnis, Ihr Selbstverständnis, Ihre Ansprüche, Hoffnungen, Ängste, Ihr Plan von der Welt. Wenn Sie all das einfach einmal loslassen, verlieren Sie Ihr Kontrollbedürfnis und fügen sich in ein größeres Ganzes ein, wie ein Körnchen Sand oder ein Mosaikstein, in das ganze Mosaik. Sie überlassen sich der Sinnhaftigkeit des Geschehens, die ihre eigene Logik hat. Sie müssen nichts verstehen, nichts tun, sind ein Teil des Ganzen, das in Bewegung und Stille ist, das zusammenwirkt, aber auch auseinanderfällt. Das verändert die Wahrnehmung.“ (Freund 2012, Seite 125 f.) So wird „die Nähe des Todes eine große Chance“ (Freund 2012, Seite 124) für uns, uns neu zu orientieren.

10 Anhang: Wichtige pflegerische Aspekte bei Sterbenden/ Sterbefastenden

1. Mundpflege:

Die Mundpflege sollte der Sterbefastende selbst durchführen, so lange er es selbst bewerkstelligen kann. Wenn der Sterbewillige zu schwach wird, sollte die Mundpflege gewissenhaft und häufig durchgeführt werden. Die Zeitabstände tagsüber sollten dem Bedarf des Sterbewilligen angepasst sein. Es ist wichtig, hygienisch einwandfrei zu arbeiten, um Komplikationen wie Mundpilz (Soor) vorzubeugen.

Mithilfe eines Sprühfläschchens oder mit angefeuchteten Läppchen kann das Durstgefühl gemildert werden, dadurch wird die vielfach als unangenehm empfundene Trockenheit des Mundinnenraums verringert. Als Flüssigkeit kann alles dienen, was der Sterbewillige mag: Kaffee, Tee, Wasser, Bier, Malzbier, Wein, Saft. Da Kälte am besten den Durst löscht, können all diese Flüssigkeiten auch tiefgefroren in Form von kleinen oder zerkleinerten Eisstückchen angeboten werden.

Grundsätzlich gilt, dass alle Getränke, Eisstückchen, Kaugummis etc., die dem Sterbefastenden in den ersten Tagen angeboten werden, zuckerfrei sein sollten, da mit dem Zucker Insulin ausgeschüttet wird, wodurch sich das Hungergefühl wieder einstellen kann. Damit würde die Endorphinausschüttung, die wegen ihrer schmerzstillenden und euphorisierenden Wirkung ja gewollt ist, zurückgefahren. Wenn der Hunger nach etwa zwei bis drei Tagen verschwunden ist, können auch zuckerhaltige Getränke gereicht werden.

Erleichternd wirkt das Lutschen kleiner tiefgefrorener Obststückchen (z. B. Ananas, Orange, Mandarine), man kann gekochtes oder rohes, tiefgefrorenes Gemüse direkt in den Mund geben oder in Mullkompressen wickeln und in den Mund legen. Tiefgefrorenes Apfelmus löst sich langsamer auf als tiefgefrorener Saft und verhindert ein eventuelles „Verschlucken“.

Andere Mundpflegemittel bieten sich ebenfalls an:

Ein winziges Butterstückchen (oder eine Löffelspitze Schlagsahne) in den Mund gelegt, schmilzt sofort und legt einen feinen Film auf die Zunge. Fett konserviert länger Feuchtigkeit auf der Schleimhaut. Es bietet sich auch an, den fettigen Film eventuell mit einem Watteträger auf den Gaumen und rund um die Zähne zu streichen.

Es gibt unterschiedliche künstliche Speichelersatzpräparate. Informationen dazu finden Sie z. B. auf der Homepage der „Akademie Johannes Hospiz Münster“ (unter „Archiv“ und „Verzicht auf Nahrung und Flüssigkeit“). Als günstig hat sich herausgestellt, zwei, drei unterschiedliche Sorten mit dem Sterbewilligen in der mobilen Zeit schon gemeinsam auszuprobieren, um für später eine „wohlschmeckende“ Variante parat zu haben.

- biotène® oralbalance® Mundspray: Das befeuchtende Mundspray dient zur Linderung von Mundtrockenheit.
- Saliva natura®: Das Speichelersatzpräparat enthält einen Extrakt der Heilpflanze Yerba Santa. Das natürliche Mucin lagert sich als schützender Feuchtigkeitsfilm an den Schleimhäuten von Mund und Rachen ab und sorgt für eine wohltuende, lang anhaltende pflegende Befeuchtung.
- Gum Hydral® Feuchtigkeitsspray: Rückfettende Inhaltsstoffe halten das Gewebe feucht und dienen der Beruhigung der trockenen Mundschleimhaut. (Nachts können Sie einfach etwas mehr Spray applizieren, damit das angenehme Gefühl die ganze Nacht vorhält.)
- GUM Hydral® Feuchtigkeitsgel: Es ist bei Schluckstörungen besser geeignet als das Spray.
- GeloRevoice® Halstabletten: Der Brauseeffekt regt den Speichelfluss an und legt sich als lang anhaltender Film auf die Schleimhaut.
- aldiamed® Mundspray zur Speichelergänzung: Das Gelfluid dient zur Befeuchtung und Behandlung bei Mundtrockenheit, erleichtert das Sprechen und Schlucken und enthält pflegendes Aloe Vera und Panthenol.
- Möglich ist die Gabe von Cholinergika (z. B. Pilocarpin): Das sind Augentropfen, die, wenn sie in den Mund geträufelt

werden (dreimal am Tag), über die Mundschleimhaut resorbiert werden und den Speichelfluss wenigstens vorübergehend steigern können (Nebenwirkungen: Schwitzen, harntreibend).
- Homöopathie: Man kann Natrium sulfuricum D 6 oder D 8 kombiniert mit Natrium chloratum D 6 oder D 8 geben (als Globuli oder als Tropfen).
- Mundwasser: Weleda® Ratanhia-Mundwasser oder Dr. Hauschka® med Mundspülung Salbei
- Alsine Media Urtinktur (DHU)® bei Mundtrockenheit (vgl. Peters 2018, Seite 35–39)

Geeignete Hilfsmittel für die Mundpflege sind:
- Pipette
- Sprühflasche
- leere Spritze
- Eisstückchen: Sie können sie in leeren Pralinenschachtelvertiefungen herstellen, dann sind sie kleiner als aus dem Eiswürfelbereiter, oder Sie wickeln Eisstücke in ein Trockentuch und zerschlagen sie mit dem Hammer in kleine Splitter.
- Watteträger, Waschlappenzipfel
- Vorsicht bei freiverkäuflichen Watteträgern mit Zitronengeschmack, um damit den Mund auszutupfen. Diese Zitronenstäbchen könnten auf der Zunge oder am Gaumen brennen, falls sich kleine Risse durch die trockene Schleimhaut gebildet haben, und sie können die Mundtrockenheit verstärken, da sie auf Glycerinbasis sind, was Wasser bindet.

Neben der Mundpflege sind weitere unterstützende Maßnahmen möglich und hilfreich.

2. Verdauung/Stuhlgang: Vor dem Sterbefasten oder gleich zu Beginn kann man milde abführende Maßnahmen durchführen mit Laxantien (Abführmittel), Zäpfchen oder Klismen (kleine Einläufe).

3. Pflege bei trockenen Augen:

- Es gibt künstliche Tränen (Augentropfen), die angeboten werden können, sie sind in der Apotheke erhältlich.
- Augenspray kann von außen auf die Augenlider aufgesprüht werden, z. B. Tears Again®. Dies kann der Patient eventuell noch selbst anwenden.
- Wala® Chelidonium comp. Augentropfen (homöopathisch) sind gut bei trockenen und gereizten Augen.
- Hylo®-Gel (Hyaloronsäure): Das Gel ist hochviskös, das Auge wird intensiv und nachhaltig mit einem stabilen und lang anhaltenden Feuchtigkeitsfilm versorgt, es hält lange vor.

4. Lippenpflege

Lippenpomade sollte großflächig um den Mund aufgebracht werden. Ebenso eignen sich:

- Panthenol (Bepanthen® Wund- und Heilsalbe)
- feines Sesamöl
- Weleda Everon® Lippenpflege
- Wala® Mundbalsam

5. Nasenpflegeprodukte (Auswahl):

- Weleda Rhinodoron® Nasenspray mit dem Wirkstoff Aloe Vera
- hysan® Pflegespray: Es enthält unter anderem Hyaluronsäure, eine natürliche Substanz, die auch im Körper zu finden ist. Sie hat besondere physikalische Eigenschaften, die einen gleichmäßigen, stabilen und lang haftenden Feuchtigkeitsfilm bildet, das Dexpanthenol schützt die Nasenschleimhaut.
- GeloSitin® Nasenpflege (Nasenöl)
- Coldastop® Nasen-Öl
- Bepanthen® Augen- und Nasensalbe
- Helago® Pflege-Oel

6. Aufenthaltsraum:

- Raumvernebler, Raumbefeuchter, eventuell Zimmerbrunnen, doch Vorsicht: Das Geräusch von plätscherndem Wasser kann Durst auslösen.
- Raumduft mit ätherischen Ölen (z. B. Zitrusöl)
- Toilettenstuhl ausleihen
- Stecklaken als einseitig gummierte Unterlage (Rückseite Baumwolle), was wegen der Endurinausscheidung absolut wichtig ist, da der Urin ungewöhnlich stark riecht. Es ist eine gute Alternative zu „Schutzhöschen“ oder Katheter.
- eventuell Antidekubitusmatratze (muss rechtzeitig bestellt werden!)

11 Literaturverzeichnis

Akademie Johannes Hospiz Münster (Hrsg.): „Produkt-Informationen zum Handlungsleitfaden: ‚Verzicht auf Nahrung und Flüssigkeit'", März 2016 (https://www.akademie-johannes-hospiz.de/cms/upload/pdf/Produktinfo_2016-10-30.pdf: Stand: 31.01.2019)

Andritsch, Elisabeth: „Hoffnung und Sinn in der Behandlung von Patientinnen und Patienten mit Krebs – Tagung, Klinik Schützen, Rheinfelden, 2018" (https://www.klinikschuetzen.ch/files/events/Workshop_Elisabeth_Andritsch.pdf; Stand: 23.02.2019)

Arbeitsgemeinschaft der Wissenschaftlichen Medzinischen Fachgesellschaften e. V. (AWMF), Deutschen Krebsgesellschaft e. V. (DKG) und Deutschen Krebshilfe (DKH) (Hrsg.): „Sterbephase". In: Leitlinienprogramm Onkologie – S3-Leitlinie – Palliativmedizin für Patienten mit einer nicht heilbaren Krebserkrankung – Kurzversion 1.1, Mai 2015 (https://www.dgpalliativmedizin.de/images/stories/LL_Palliativmedizin_Kurzversion_1.1.pdf; Stand: 24.01.2019)

Aulbert, Eberhard/Nauck, Friedemann/Radbruch, Lukas (Hrsg.): Lehrbuch der Palliativmedizin, 2. Aufl., Bonn 2007

Bayer, Johanna: „Biologie des Todes – Sterben, das letzte Programm". In: SWR Odysso, 23.11.2017 (https://www.swr.de/odysso/biologie-des-todes/-/id=1046894/did=20440940/nid=1046894/1yztlob/index.html; Stand: 23.01.2019)

Bolt, Eva E. et al.: „Primary Care Patients Hastening Death by Voluntarily Stopping Eating and Drinking." In: Annals of Family Medicine 5/2015 (http://www.annfammed.org/content/13/5/421.long; Stand: 25.02.2019)

Borasio, Gian Domenico: Über das Sterben – Was wir wissen – Was wir tun können – Wie wir uns darauf einstellen, München 2011

Bundesärztekammer (Hrsg.): „Verbot der geschäftsmäßigen Förderung der Selbsttötung (§ 217 StGB): Hinweise und Erläuterungen für die ärztliche Praxis." In: Deutsches Ärzteblatt 7/2017

Chabot, Boudewijn/Walther, Christian: Ausweg am Lebensende – Sterbefasten – Selbstbestimmtes Sterben durch Verzicht auf Essen und Trinken, 5. Aufl., München 2017

Delhey, Martin: Zum Verständnis der Selbsttötung im Buddhismus, Göttingen 2005 (https://www.buddhismuskunde.uni-hamburg.de/pdf/4-publikationen/buddhismus-in-geschichte-und-gegenwart/bd10-k08delhey.pdf; Stand: 26.02.2019)

Erdogan-Griese, Bülent: „Todeswunsch und Lebenswille – Beides zur gleichen Zeit ist möglich". In: Rheinisches Ärzteblatt 3/2014

Fehn, Sabrina, Fringer, André: „Notwendigkeit, Sterbefasten differenzierter zu betrachten – Facetten des freiwilligen Verzichts auf Nahrung und Flüssigkeit". In: Die Schweizerische Ärztezeitung 36/2017

Feichtner, Angelika/Weixler, Dietmar/Birklbauer, Alois: „Freiwilliger Verzicht auf Nahrung und Flüssigkeit um das Sterben zu beschleunigen". In: Wiener Medizinische Wochenschrift 7–8/2018

Freund, Lisa: Geborgen im Grenzenlosen – Neue Wege zum Umgang mit dem Sterben, München 2012

Fussek, Claus/Schober, Gottlob: Im Netz der Pflegemafia – Wie mit menschenunwürdiger Pflege Geschäfte gemacht werden, München 2009

Ganzini, Linda et al.: „Nurses' Experiences with Hospice Patients Who Refuse Food and Fluids to Hasten Death". In: The New England Journal of Medicine 349, 2003

Gawande, Atul: Sterblich sein – Was am Ende wirklich zählt – Über Würde, Autonomie und eine angemessene medizinische Versorgung, 2. Aufl., Frankfurt am Main 2017

Hanke, Roland Martin: „Sterbefasten – Freiwilliger Verzicht auf Nahrung und Flüssigkeit". In: Columba – Das Palliativ-Portal Magazin 2/2016

Hanke, Roland Martin: Sterbefasten – Freiwilliger Verzicht auf Nahrung und Flüssigkeit, März 2018 (http://hospizfichtelgebirge.de/fileadmin/user_upload/Sterbefasten_FVNF_Wunsiedel_2018.pdf; Stand: 21.01.2019)

Hochgürtel, Tim: „Demografische und Verhaltensbedingte Einflüsse auf die Entwicklung der Lebensformen von 1997 bis 2017". In: WISTA – Wirtschaft und Statistik 5/2018

Jox, Ralf Jürgen: Sterben lassen – Über Entscheidungen am Ende des Lebens, Hamburg 2011

Jox, Ralf Jürgen: „Ethische Herausforderungen in der End-of-Life-Care". In: Trachsel, Manuel (Hrsg.): End-of-Life-Care – Psychologische, ethische, spirituelle und rechtliche Aspekte der letzten Lebensphase, Göttingen 2018

Kahnemann, David: Schnelles Denken, langsames Denken, 25. Aufl., München 2012

Kaiser, Herbert: Essen und Trinken am Lebensende, 8. Aufl., Gütersloh 2016

Kassenärztliche Bundesvereinigung (KBV) (Hrsg.): Deutschlandweite Projektion 2030 – Arztzahlentwicklung in Deutschland – Pressekonferenz 05.10.2016 (https://www.kbv.de/media/sp/2016_10_05_Projektion_2030_Arztzahlentwicklung.pdf; Stand: 30.01.2019)

Kassenärztliche Bundesvereinigung (KBV) (Hrsg.): Ärztemangel (http://www.kbv.de/html/themen_1076.php; Stand: 30.01.2019)

Kittelberger, Frank: „Der Skandal liegt in der Verharmlosung durch die Verwendung des Begriffs ‚Fasten'!" In: Praxis PalliativeCare 41/2018

Lenzen-Schulte, Martina: „Multimorbidität: Wenn Krankheiten interagieren". In: Deutsches Ärzteblatt 20/2017

Lewinski, Manfred von: Exposé zur Problematik selbstbestimmten Sterbens, 2014 (https://docplayer.org/38617598-Expose-zur-problematik-selbstbestimmen-sterbens.html; Stand: 06.02.2019)

Longaker, Christine: Dem Tod begegnen und Hoffnung finden – Die emotionale und spirituelle Begleitung Sterbender, München 2009

Melching, Heiner: „Vom Umgang mit dem Hoffnungsbegriff in der Diskussion zum ärztlich assistierten Suizid". In: Leidfaden 1/2017

Mergel, Harald: Sterben ja … aber in Würde! – Plädoyer für mehr Selbstbestimmung, Berlin 2017

Mihm, Dorothea: Mit dem Sterben leben – Aus der Praxis der spirituellen Sterbebegleitung, Königsfurt 2003

Nieden, Christiane zur: Sterbefasten – Freiwilliger Verzicht auf Nahrung und Flüssigkeit – Eine Fallbeschreibung, Frankfurt am Main 2016

Peters, Kristin: Naturheilkundliche Sterbebegleitung, Essen 2018

Plickert, Philip: „Die demographische Falle schnappt bald zu". In: FAZ Wirtschaft, 02.01.2019

Prescher, Andreas: „Naturwissenschaftliche Bemerkungen zum Sterbeprozess und zur Thanatologie". In: Rosentreter, Michael/ Gross, Dominik/Kaiser, Stephanie (Hrsg.): Sterbeprozesse-Annäherungen an den Tod, Studien des Aachener Kompetenzzentrums für Wissenschaftsgeschichte, Band 9, Kassel 2010

Putz, Wolfgang: „Straf- und standesrechtliche Aspekte der Suizidbeihilfe". In: Die hospiz zeitschrift – Sterbehilfedebatte – Das Sonderheft 05/2015

Putz, Wolfgang/Steldinger, Beate: Patientenrechte am Ende des Lebens – Vorsorgevollmacht, Patientenverfügung, Selbstbestimmtes Sterben, 6. Aufl., München 2016

Rübenach, Stefan P.: „Todesursache Suizid". In: WISTA – Wirtschaft und Statistik 10/2007

Schmedt, Michael: „Strukturpolitik: Symptom Einsamkeit". In: Deutsches Ärzteblatt 8/2018

Schneider, Jens: Arzneimittel im Alter – Probleme und Lösungsmöglichkeiten, März 2016 (https://www.lsvb.info/app/download/5809574717/VORTRAG+Arzneimittel+IM+ALTER+2016.pdf; Stand: 21.01.2019)

Schulz-Kindermann, Frank: „Jetzt! Leben mit Krebs". In: Leidfaden 2/2015

Servan-Schreiber, David: Das Anti Krebs Buch – Was uns schützt: Vorbeugen und Nachsorgen mit natürlichen Mitteln, 13. Aufl., München 2012

Servan-Schreiber, David: Die Neue Medizin der Emotionen: Stress, Angst, Depression: Gesund werden ohne Medikamente, 29. Aufl., München 2006

Simon, Alfred: „Die Praxis der aktiven Sterbehilfe in den Niederlanden und Belgien". In: Kettler, Dietrich/Simon, Alfred/Anselm, Rainer/Lipp, Volker/ Duttge, Gunnar (Hrsg.): Selbstbestimmung am Lebensende – Ringvorlesung im Wintersemester 2005/06, Göttingen (https://d-nb.info/991293673/34; Stand 21.01.2019)

Swientek, Christine: Letzter Ausweg Selbstmord – Was alte Menschen in den Tod treibt, Freiburg 2008

Thöns, Matthias: Patient ohne Verfügung – Das Geschäft mit dem Lebensende, München 2016

Tolmein, Oliver: „Keine Gefahr für die Palliativmedizin". In: Zeitschrift für Palliativmedizin 17/2016

Voltz, Raymond: In Ruhe sterben – Aufgabe(n) der Palliativmedizin, Evangelische Akademie Tutzing, 10.12.2014 (https://www.ev-akademie-tutzing.de/static/media/attachments/V201412-CE3DC5BD8AA949CDB20411C963CB7160/Beitrag%20Voltz.pdf; Stand: 26.02.2019)

Dank

Wir danken allen Menschen, die uns beim Schreiben dieses Buches auf vielfältigste Weise zugearbeitet haben.

An allererster Stelle stehen die Familien, die es geschafft haben, die Begleitung ihrer Angehörigen im Sterben zu einer erfüllten Zeit zu gestalten; die den Mut hatten, uns anzusprechen (auf unserer Homepage oder telefonisch), und uns an ihren Erfahrungen, Ängsten, Nöten, aber auch schönen Momenten Anteil nehmen zu lassen. Mit ihnen sind wir eine längere Wegstrecke zusammen gegangen und tun es herzlich verbunden in einigen Fällen immer noch.

Unser ganz besonderer Dank und Gedenken gelten Edith und Christa, die beide noch im Leben uns persönlich das Vermächtnis geschenkt haben, ihre Geschichte des Sterbens aufzuschreiben und weiterzugeben. Beide Frauen sind in ihrer Klarheit und Offenheit für uns ein leuchtendes Beispiel, wie vorausschauend ein Sterbewilliger sein Sterben planen, besprechen und würdevoll zu Ende bringen kann. Beide haben es in ihrer freundlichen und selbstbewussten Art geschafft, in häufigen, klärenden und ebenso einfühlsamen Gesprächen mit den Familienmitgliedern ihre Probleme und Sichtweisen zu schildern. Das führte dazu, dass die Angehörigen den schwierigen Sterbeprozess erst akzeptieren und dann respektieren konnten.

Wir danken Dir, unserer geliebten Tochter, dass Du wieder, wie schon beim ersten Buch, ein wunderschönes Bild für den Buchumschlag beisteuern konntest. Deine ganze Art und auch die Farben Deiner Bilder lassen unsere Seelen leuchten! Von Herzen dankbar sind wir auch Dir, lieber Schwiegersohn, der Du uns bei jeder unserer Fragen Hilfestellung gibst und uns mit aktuellen Informationen und Zahlen versorgst. Deine konstruktive Kritik ist uns zu einer wichtigen Richtschnur geworden.

Auch Dir, liebe Angelika, möchten wir unser herzliches Dankeschön aussprechen. Mit unermüdlichem Fleiß und viel Empathie hast Du unsere beiden Bücher Korrektur gelesen.

Wir danken Ihnen, den Lesern und Leserinnen, dass Sie sich lebens- und todesmutig auf unsere Erfahrungsberichte zu verschiedenen Umgangsweisen mit dem Lebensende eingelassen haben.

Ein besonderes Dankeschön wollen wir unserer kleinen Enkeltochter widmen. In den Schreibpausen, die wir immer wieder brauchten, um emotional Abstand von den einzelnen Schicksalen zu bekommen, sind wir durch Deine Gegenwart, Dein Schreien sowie vor allem Dein unvergleichliches Lächeln von der wunderbaren Seite des Lebens überzeugt worden. So viel neu beginnendes, lohnenswertes Leben angesichts so viel als sinnentleert empfundenem Leben tat unseren Seelen sehr gut.